醫學漢文

-韓國醫史文獻編-

嚴東明 編著

집문당

醫學漢文
-韓國醫史文獻編-

2015년 9월 1일 1판 1쇄

편저자 ㅣ 엄동명
발행인 ㅣ 임동규
발행처 ㅣ **집문당**
등 록 ㅣ 1971. 3. 23. 제300-2012-69호
영업부 ㅣ 10881 경기도 파주시 광인사길 85
(02)743-3192~3 팩스(02)742-4657
전자우편 ㅣ sale@jipmoon.co.kr
편집부 ㅣ 03134 서울시 종로구 돈화문로 82
(02)743-3096~7 팩스(02)743-0227
전자우편 ㅣ edit@jipmoon.co.kr
홈페이지 ㅣ www.jipmoon.co.kr

편 집 ㅣ 남시중
디자인 ㅣ 임용우

ISBN 978-89-303-1697-2

가격 28,000원

이 도서의 국립중앙도서관 출판시도서목록(CIP)은 e-CIP홈페이지(http://www.nl.go.kr/ecip)와
국가자료공동목록시스템(http://www.nl.go.kr/kolisnet)에서 이용하실 수 있습니다.
(CIP제어번호: CIP2015022397)

머리말

한의학에 입문한 지 벌써 30여 년이 다 되어가는 동안 얼마나 공부를 했을까? 돌이켜 보면 스스로가 참 부끄러울 따름이다. 나름 책을 좋아하고 많이 읽었다고는 하지만 얼마나 많은 서적을 읽었는지 헤아리면 손에 꼽을 정도로 그렇게 많지 않기 때문이다.

한의대에 들어와서 한의학을 공부하는 동안 동양과 서양, 전통과 현대 사이에서 갈등하고 고민하였으며, 어려운 한자와 한문 때문에 책을 읽기가 쉽지 않았다. 그래도 선배들이나 동료들과 더불어 무엇을 어떻게 공부해야 하는지를 주제로 밤새도록 열띤 토론을 벌이기도 하였고, 어떤 책을 읽을지 몰라서 많은 사람을 귀찮게 하기도 하였다.

졸업 후 기초학 교실에 남아 공부할 때 은사님들께서는 늘 기본에 충실할 것, 기초를 튼튼히 다질 것을 강조하셨고, 기초를 튼튼히 하는 공부 방법을 몸소 실천해 보이셨다. 기초를 튼튼히 하는 방법은 고전을 많이 보는 방법일 것이다. 그렇지만 한문으로 쓰인 고의서는 보고 싶다고 쉽게 읽을 수 있는 책이 아니다. 한자와 한문의 장벽이 높기 때문이다.

여러 해 강독하면서 좀 더 재미있는 방법이 무엇일까 고민하던 끝에 독립된 과목을 서로 연결해 이쪽에서 저쪽을, 저쪽에서 이쪽을 연상하는 방법으로 한의학을 공부하는 것도 괜찮을 것이라는 생각에서 이 책을 구상하였다.

예과 과정에서 학습하는 한의학 한문과 의사학 강좌를 연계하여, 의사학 강좌에서 송나라 때 의학사를 학습하는 시기에 한의학 한문 강좌에서는 송대 의서 가운데 한두 서적을 보고, 의사학 시간에 명나라 때 의학사를 학습하는 시기에 한의학 한문 시간에는 명대 의서를 볼 수 있다면 좋겠다는 생각에 조금씩 자료를 모으고 입력해왔다.

강의를 시작한 지도, 처음 이 작업을 의도한 지도 이미 오래전 일이기는 하지만 게으른 성품과 더불어 겨를이 없었다는 핑계로 이제야 마무리할 수 있었다.

이 책은 크게 세 부분으로 나눌 수 있다. 첫머리에 수록한 서지사항과 관련 연구, 원문 text와 마지막으로 원본 image로 이루어져 있다. 서지사항은 의학 서적이나 저자에 대한 소개와 간략한 내용 소개인데, 대부분 『한의학대사전』 醫史文獻編 내용을 요약하여 정리하였다. 의사문헌 관련 연구를 검색하여 관련 연구 항목에 수록하였는데, 기존 연구를 통해 해당 서적에 대한 내용을 좀 더 심도 있게 접근할 수 있으리라는 의도에서 시도하였다. 원문 text는 가능하면 원본 image에서 볼 수 있는 활자를 사용하였으며, 원본 image를 함께 수록한 것은 비록 활자로 보는 text이기는 하지만 원래 모습이 어떤지를 보여주고 싶은 마음에서 함께 수록하였다.

「韓國醫史文獻編」에서는 『新集御醫撮要方』에서 『肺治論』에 이르기까지 모두 24종 서적을 다루었으며, 제일 앞부분에는 한국의서는 아니지만 『醫心方』에 수록된 新羅醫學 관련 기사를 수록하였다. 「中國醫史文獻編」과 마찬가지로 의학 인물에 대한 내용을 보충하고 싶었으나 자료를 찾는 데 어려움이 많아서 이번에는 수록하지 못하였다.

원문은 序文과 跋文, 그리고 해당 서적의 특징을 맛볼 수 있는 몇 편의 문장으로 구성하였으며, 원문에는 약간의 주석도 붙였다. 하지만 기존에 한의학 한문 교재로 사용하는 『醫學漢文』과 중복되는 부분이 많으며, 별다른 허락도 없이 설명이나 주석을 차용한 부분은 여러 교수님의 양해를 구한다. 또한, 원본 image를 스캔하기 위해 여러 종류의 서적을 참고하였는데, 시간이 너무 오래되어 일일이 어느 서적을 참고하였는지 밝히지 못하는 점이 아쉽다. 여러 종류의 서적을 제공해 주신 내경한의원 김홍균 원장님께 고마움을 전하며, 몇 해 동안 마지막 마무리를 위해 옆에서 묵묵히 수고해 준 송지청 교수와 심현아 선생 또한 고마운 사람들이다.

학문하는 방법은 다른 것이 없고 오직 놓아버린 마음을 구하는 데 있다고 하였다(學問之道無他, 求其放心而已矣). 공부하는 방법이 한 가지 방법만은 아니지만, 학문하는 도리는 오직 하나뿐이어서, 놓아버린 마음을 구한다면 정신이 맑아지고 의리(義理)가 분명하게 드러나서 하학상달(下學上達) 할 수 있다고 하였다. 한의학을 공부하는 방법을 학교 밖에서 찾지 말고 스스로를 돌아보아 자기 자신에게서 찾길 바랄 뿐이다.

2015년 여름 익산 신동에서

嚴東明 謹識

목 차

1. 醫心方

📖 서지 사항

일본 의사 丹波康賴가 982년에 편찬한 종합 의서이다. 중국 당나라 이전의 여러 의서를 편집 정리하였는데, 전 30권으로 의학이론과 각과 임상에 대한 내용을 포괄하였다. 제1권에는 치료의 요점과 약의 복용법, 약을 섞는 법, 제2권에는 침구공혈(鍼灸孔穴), 제3~14권에는 내과 잡병과 육음(六淫), 시행제병(時行諸病), 제15~17권에는 옹저(癰疽) · 정종(疔腫) 등 외과 병증, 제18권에는 탕(湯) · 화(火) · 금(金) · 목(木) 및 충수상(蟲獸傷), 제19~20권에는 복석(服石)에 관련된 내용, 제21~23권에는 부산병(婦産病), 제24권에는 점후(占候;점을 치는 것), 제25권에는 소아병, 제26권에는 수명 연장, 단곡제술(斷穀諸術), 제27권에는 양생도인(養生導引), 제28권에는 방내(房內)에 관련된 내용, 제29권에는 음식 금기, 제30권에는 식료본초(食療本草) 150여 종에 대한 내용이 수록되어 있다. 내용 중에 조문마다 모두 출처를 밝히고 간혹 저자의 안어(按語)를 붙였다. 책에 인용한 자료가 비교적 풍부하여 당나라 이전의 중국 의학 문헌 연구에 중요한 책이다.

✍ 관련 연구

김도훈. 『刪繁方』의 복원에 관한 연구: 『外臺秘要方』, 『千金方』, 『醫心方』을 중심으로. 경희대학교 박사학위논문. 2005.

김도훈. 『外臺秘要方』, 『千金方』, 『醫心方』의 서지학적 연구: 『刪繁方』 산재문헌의 서지 사항. 한국의사학회지 17(1). 2004.

赤堀昭. 『醫心方』에 引用된 醫書. 한국과학사학회지 5(1). 1983.

鍼灸服藥吉凶日 第七[1]

新羅法師方云, 凡服藥呪曰, 南无東方藥師瑠流光佛, 藥王藥上菩薩耆婆, 醫王雪山童子, 惠施阿竭, 以療病者, 邪氣消除, 善神扶助, 五藏平和, 六府調順, 七十万脉, 自然通張, 四身本强健, 壽命延長, 行住坐臥, 諸天衛護, 莎訶[2]. 向東誦一遍乃服藥

房內用藥石 第二十六[3]

新羅法師流觀秘密要術方云, 大唐國滄州景城縣法林寺法師惠忠傳曰, 法藏驗記曰, 如來爲利衆, 儲[4]此方, 衆生不覺不願, 是以无周知, 龍樹馬鳴[5], 難說

---

1) 『醫心方』 卷二에 나옴.

2) 莎訶: 주문을 마치면서 하는 말. 기독교에서 기도를 마치면서 '아멘~' 하는 것과 같은 의미.

3) 『醫心方』 卷二十八에 나옴.

4) 儲: 績也.

5) 龍樹馬鳴: 龍樹(150 ? ~ 250 ?)는 인도의 초기 대승불교를 발전시킨 불교학자인 동시에 존자(尊者). 인도의 28조사 중 14조에 해당한다. 그의 정확한 연대는 알 수 없으나 대개 석가모니불 입멸 후 약 6~7백 년경 남인도 바라문 집안에서 출생하였다. 어려서부터 지혜가 총명하여 사베다(四吠陀), 천문, 지리 등 모든 학문에 능통하였다. 그의 사승수학의 경로도 명확하지 않으나, 인도의 여러 지방을 돌아다녔고, 처음에는 인생의 향락에 빠져 두 벗과 함께 주색낭유 하였다고 한다. 왕궁에까지 출입하면서 궁녀들을 희롱하다가 탄로되어 두 벗은 사형당하고 그는 간신히 도망하였다. 마침내 육체의 향락은 모든 괴로움의 근본이 되는 것임을 깨닫고 불법을 수행하여 소승, 대승에 정통하였다. 그는 많은 저술을 남겼는데, 『대지도론』, 『십주비비사론』, 『대승이십송론』, 『중론본송』, 『십이문론』, 『공칠십론』, 『회쟁론』, 『육십송여리론』, 『광파론』, 『보살자량논송』, 『보행왕정론』, 『용수보살권계왕송』 등 많은 저서가 있다. 이들 책에 담긴 그의 높은 이상, 깊은 사색, 투철한 논리, 강한 실천력 등은 매우 높이 평가할 만하다. 반야공관은 그의 중심사상이 되고 있으며, 법화, 화엄, 정토, 진언밀교, 선 등에 이르는 초기 대승불교를 거의 다 포괄하고 있다. 대승불교는 용수로부터

佛敎之日, 纔悟此藥, 卽傳沙門, 沙門恤[6]不傳, 因无有. 世間利王, 王西天竺國之時, 東婆臺人, 名阿蘇, 高尺有二寸, 乘風飛來, 獻十二大願三秀秘蜜要術方, 王龔[7]視儲旨, 藥師如來, 敎喩儲也. 王好時治術, 乃得驗, 歷數之外, 更承廣運, 封十六大國, 御百万妃, 妃各爲芳餳, 悅一適勝, 莫兩心奸, 魏魏[8]乎德, 湯湯[9]乎仁, 千金莫傳.

新羅法師秘密方云, 八月中旬, 取露蜂房, 置平物, 迫一宿, 宿後取內[10]生絹袋, 懸竿陰干, 十旬限, 後爲妙藥. 夫望覆合時, 割取錢六枚許, 內淸埴瓮煎過, 黑灰成白灰, 卽半分內溫酒呑, 半分內溫酒呑[11], 半分內乎以唾泥塗屎[12], 自本迄末, 塗了俄乾, 乾了覆合, 任心服. 累四旬, 漸眩驗, 終十旬調體了迄, 終身无損有益, 福復万倍, 氣力七倍, 所求皆得, 无病長命, 盛夏招冷, 隆冬追溫, 防耶氣[13], 不遭[14]殃. 所謂增益之積, 屎縱廣各百八十銖, 强[15]如鐵鎚,

---

크게 발전하게 되었고, 그는 인도에서는 중관파(中觀派)의 시조로서, 중국・한국・일본에서는 제종(諸宗)의 개조(開祖)로서 많은 불교도들의 추앙을 받고 있다. 후세에 와서 용수를 제2의 석가모니불 또는 팔종(八宗)의 조사라 일컫는 것도 이런 까닭에서이다.

馬鳴은 서역불교 28조사 중 12조. 제10조인 협존자와 논쟁을 벌인 후 협존자의 제자가 되고 마침내 12조가 되었다. 처음 바라문 계급의 출신이었고, 카니시카왕의 보호 밑에서 대승불교를 널리 폈으므로 그를 대승불교의 시조라고 한다. 불교학자, 불교시인으로서 문학과 음악에도 조예가 깊었다. 『대승기신론』, 『대장엄경론』, 『불소행찬』 등 많은 저서도 남겼다. 흔히 마명보살이라 부른다.(『원불교대사전』).

6) 恤: 忸也.
7) 龔: 恭也.
8) 魏魏: 高大之貌也
9) 蕩蕩: 廣遠之稱也
10) 內: 音은 '납'으로 '納'字와 같다. 뒤에도 이와 같다.
11) 半分內溫酒呑: 이 여섯 글자는 중복되는 글자이며 앞 뒤 문맥이 맞지 않으니 없어야 할 것 같다.
12) 屎: 넓적다리 과.
13) 耶氣: 문맥으로 보아 '邪氣'가 맞음.
14) 遭: 遇也.

長[16]大三寸，屎自成香縮之器，男女神靜心敏，耳聰目明，口鼻氣香．若求强者，內溫酒常吞，求長者，塗末，求大者，塗周．服中禁忌 大哀 大悅 大驚 大怨 大坂[17] 汗本 洪流 危高 五辛 薰冷 生菜 醉酒 今案既有强陰之方，豫可儲委頓之術．

---

15) 强: 원문에는 弓 변이 아니라 方 변으로 되어 있음. 아래도 이와 같음.

16) 長: 흔히는 '길이'를 뜻하는데, 여기에서는 '둘레'를 뜻함.

17) 大坂: 크게 비탈진 곳을 말함.

又古凡服藥先首於吉日淸旦具服儼飭淨頹其口面
向東亘再拜一心發願：服神藥已後千殃散滅百病
消除志求長生无違真願：一切大聖如讓去老還年
發此願已又以淨水頹口即服之

服藥頌

新羅法師方古凡服藥呪曰
南无東方藥師瑠璃光佛ㅣ藥王藥上菩薩耆婆醫王
山童子[illegible]施阿竭以療病者邪氣消除善神救助五、
藏平和六府調順七十万脉自然通張四肢强健壽

令延長引住吐卟諸天衛護莎訶　向東誦一遍　乃服桑

針灸忌日

華佗法云凡諸月朔晦節氣上下弦望日並忌及丈

日皆不可針灸治久病滞疾記在曆日

又云冬至夏至歲旦此前三日後二日皆不可針灸及房

室教人大忌

又云立春春分　立夏夏至　立秋秋分　立冬冬至

右日忌不可針灸治病也

又云男忌壬申戊戌丁未女忌甲申乙酉又甲辰壬辰

又方單末虵床子酒服之
蘇敬本草注云陰委暑頭日干搗篩爲粉食之
新羅法師流觀秘密要術方云大唐國滄州景城縣法
林寺法師惠忠傳曰法藏驗記日如來爲利衆儲此方
衆生不覺不顧是以无周知龍樹馬鳴難說併數之日
幾悟此藥即傳沙門々々悕不傳回无有世間剎王々西
天竺國之時東婆甚童人名阿蘇高尺有二寸乘風飛來
獻十二大願三秀秘密要術方王龍異視儲旨藥師如來
教喻儲也王好時治術乃得驗歷數之外更兼廣運封

十六大國御百万妃々各為芳約恍一適勝莫兩心姸魏々
平德湯々之仁千金莫傳新羅法師秘密方云八月中
旬取露蜂房置平物迫一宿々後取內生絹袋懸竿陰
干十旬限後為妙藥夫堅覆合時割取錢六枚許內清
埴瓮煎遍黑灰咸白灰即半分內溫酒吞半分內溫酒
吞半分內手以唾遙(和)塗瘡自本迄未塗了俄乾々了覆
合任心脈累四旬漸瞑(肥々)驗終十旬調體了迄終身无損
有益福復(德)力倍氣力七倍所求皆得无病長命盛夏招
冷隆冬追溫防邪氣不違殘所謂增益之積廣縱廣各

百八十銖莖如鐵鎚長大三寸屢自成香縮之器男女

神靜心敏耳聡目明口鼻氣香若求莖者內溫酒常吞

求長者塗束求大者塗圍脹中禁忌 大衆 大怳 大驚 大恐 大坂 汗李 洪流 苑蒿 五辛 薑冷 生菜 醉酒

令萎既有莖陰之方豫可儲委頓之術

葛氏方云欲令陰委弱方

取水銀鹿茸巴豆雜擣末和調以真麋脂和傅莖及囊 新

帛苞之若脂莖以小麻油雜煎此不異閹人 今案單末水銀塗之

又方灸三陰交穴使陽道衰弱 今案此穴在內踝上八寸

蘇敬本草注云鹿脂不可近丈夫陰

2. 新集御醫撮要方

🕮 서지 사항

1226년 최종준(崔宗峻)에 의해 고려 왕실의 다방(茶房)에 전해지던 처방을 모아 2권으로 재편하여 간행한 고려 의서이다. 현재는 실전되어 그 전모를 찾아볼 길이 없으나 비교적 많은 분량의 내용이 『향약집성방(鄕藥集成方)』과 『의방류취(醫方類聚)』 등에 남아있다. 1~2가지 약물로 구성된 단방을 위주로 편성된 『향약구급방(鄕藥救急方)』과는 달리, 여러 약물로 구성된 複方이 많이 갖추어져 있어 고유의학의 전통과 중국 의학의 접점을 이루는 의학사적 가치가 있다. 따라서 고려 중기 이후의 의학 면모를 파악하는 데 중요한 가치가 있는 서적이다. 한의학연구원에서 실전의서 복원총서 시리즈 첫 번째로 『어의촬요연구』(2000년)가 간행되었다.

✍ 관련 연구

안상우. 高麗 醫書 『御醫撮要』의 복원. 한국의사학회지 14(2). 2001.

안상우, 최환수. 『御醫撮要』 실전의서의 복원. 한국한의학연구원논문집 4(1). 1996.

序[1]

夫有生之所重者，身與命而已矣，雖死生壽夭，皆開乎天，若因節宣失適，爲疾恙所寇，而無良方妙藥以理之，則其間豈無橫失其命者耶．是古聖賢所以著本草千金斗門聖惠諸方，以營救萬生之命者也．然部秩繁浩，難於省閱，其若寢疾彌留，勢可淹延時日，則謁醫可也．搜諸書求其方，亦可也，至如暴得重病，蒼皇[2]危急，則又何暇謁醫搜書之是爲也，不若採菁撮要，以爲備急之具也．國朝有茶房[3]所集藥方一部，文略効神，可濟萬命，以歲久脫漏，幾於廢失矣．今樞密相公崔諱宗峻，見而惜之，思欲摹印，以廣其傳，以此聞于上，上遂欣然頷可[4]．公於是分爲二卷，又添附諸方之最要者，使人繕寫[5]，名之曰御醫撮要．承制勑送西京留守官彫印，使流播於人間，是亦聖朝視民如赤子之仁政也．抑又士君子所以汎濟含生之意也．噫，有善不可盖者，予守也，公又命之爲序，則其可避乎，敢再拜略書梗槩耳．時丙戌[6]四月 日 序．

---

1) 이규보(李奎報)의『동국이상국집(東國李相國集)』卷二十一에 수록되어 있음.

2) 蒼皇: 허둥지둥 당황해하는 모양을 말함. '蒼卒', '蒼黃', '蒼惶' 등도 같은 뜻임.

3) 茶房: 고려시대 宮中에서 茶를 달여 올리던 곳으로, 茶와 함께 왕의 약을 달이기도 하였음.

4) 頷可: 머리를 끄덕여 승낙함, 수긍함.

5) 繕寫: '淨書'와 같은 뜻.

6) 時丙戌: 高麗 高宗 十三年(1226)에 해당함.

予疑其不能忘疇昔之志有意於筮仕也足下
留不過數日來告行期予然後大悔期君之淺
而復欲頓首再拜挹其高風也噫一夢外沉僕
已諳之矣行當掛冠笑謝塵寰豈汩沒然終未
作青山白雲人耶出處謬悠更相見未可期努
力擧爵無以魯酒而辭也風日清澈鳥鳴嚶嚶
方將與之遊忍捨我而南乎

新集御醫撮要方序

夫有生之所重者身與命而已矣雖死生壽夭
皆關乎天若因節宣失適爲疾恙所寇而無良

方妙藥以理之。則其間豈無橫失其命者耶。是
古聖賢所以著本草•千金•斗門•聖惠諸方。以營
救萬生之命者也。然部秩繁浩。難於省閱。其若
寢疾彌留。勢可淹延時日。則謁醫可也。搜諸書
求其方。亦可也。至如暴得重病。蒼皇危急。則又
何暇謁醫搜書之是爲也。不若採菁撮要。以爲
備急之具也。 國朝有茶房所集藥方一部。文
略效神。可濟萬命。以歲久脫漏。幾於廢失矣。今
樞密相公崔 諱宗峻。見而惜之。思欲摹印以廣
其傳。以此聞于 上。上遂欣然頷可。公於是分

爲二卷又添附諸方之最要者使人繕寫名之
曰 御醫撮要求制勑送西京留守官彫印使
流播於人間是亦 聖朝視民如赤子之仁政
也抑又士君子所以汎濟含生之意也噫有善
不可蓋者予守也公又命之爲序則其可避乎
敢再拜略書梗槩耳時丙戌四月日序

十二國史重彫後序

十二國史諸史之樞要也漁獵不煩而足以鑒
諸國之興亡善惡故今按部盧公載雖居衛霍
之班雅好孔姬之術於書傳中偏嗜是書頭節

3. 新註無冤錄

🕮 서지 사항

1308년 元代 왕여(王與)가 지은 『무원록(無冤錄)』에 주석을 붙여 간행한 법의학 서적이다. 1384년 간기로 된 서문이 수록되어 있는데 이때를 『무원록(無冤錄)』이 한반도에 들어온 시기로 보는 견해가 있으며, 朝鮮 世宗 20년(1438) 최치운(崔致雲)을 중심으로 여러 사람이 주석을 달고 음훈을 달아 『신주무원록(新註無冤錄)』을 완성하였다. 최근에는 원문과 주석을 붙인 번역본이 나와 있다.(김호 역, 『신주무원록』, 사계절출판사, 2003년)

✍ 관련 연구

김민석. 우리나라 古典醫書인 『東醫寶鑑』 및 『무원록』의 질병기록에 관한 병리학적 검토. 서울대학교 석사학위논문. 1997.

김호. 규장각 소장 檢案의 기초적 검토. 조선시대사학보 4(1). 1998.

김호. 『新註無冤錄』과 조선전기의 檢屍. 법사학연구 27. 2003.

심재우. 조선후기 人命사건의 처리와 檢案. 역사와 현실 23. 1996.

오미현. 세종시대 인권보장을 위한 형사법적 제도의 고찰: 『신주무원록』에 나타난 법적 절차를 중심으로. 공주대학교 석사학위논문. 2012.

이명선. 『增修無冤錄』과 조선후기의 검시. 경희대학교 석사학위논문. 2013.

이연희. 『檢要』에 대한 醫史學的 考察. 경희대학교 석사학위논문. 2009.

이연희, 안상우. 『檢要』에 대한 문헌학적 고찰. 서지학연구 42. 2009.

이영택. 近世朝鮮의 法醫學的 裁判과 『無冤錄』에 關한 硏究. 서울대학교

박사학위논문. 1959.
장윤희. 近代語 資料로서의 『증수무원록언해』. 한국문화 27. 2001.

序

昔元朝東甌王氏, 增損洗寃平寃二錄[1], 編輯是書, 以傳于世, 蓋欲使天下無寃民也. 然文頗艱深, 人未能盡解, 以致檢覆[2]難明, 疑獄尙繁, 良可歎已. 恭惟我主上殿下[3], 以好生之德, 行不忍之政, 軫念赤子或陷于非辜, 乃命吏曹參議臣崔致雲, 判承文院事臣李世衡, 藝文館直提學臣卞孝文, 承文院校理臣金滉等, 俾着音註[4]. 於是參授本文, 博考他書, 事窮波源, 字究窠穴, 詳加註釋, 幷附音訓. 今乃徹編以進, 遂令鋟梓廣布, 仍命臣序其卷端. 臣義孫伏觀此書, 人之致死固非一端, 檢屍亦非一式, 凡獄之可疑與夫意料之所不及者, 無所不載. 二錄之義, 至王氏而乃備, 王氏之書, 至今日而益明, 誠萬世法家之準繩也. 嗚呼, 死者不可復生, 斷者不可復續. 檢驗之頃, 毫釐或差, 則寃怨之所由生, 可不愼歟. 後之司獄者, 據此爲按, 隨事考註, 以致其詳, 以領其要, 益體聖上欽恤之意, 哀矜敬忌, 鑒其枉直, 權其輕重, 則安[5]有刑罰失中而召怨傷和者哉. 我朝鮮億萬世活民命而壽國脈者, 必將有賴於斯焉.

正統三年[6]十一月　日, 中訓大夫集賢殿直提學知製敎經筵侍讀官臣柳義孫奉敎序

---

1) 洗寃平寃二錄: 『세원록(洗寃錄)』은 宋代 송자(宋慈)의 撰으로 1274년에 간행된 법의학서적이다. 원서는 10여 권이었으나 明代 이후로 4권만 전해오고 있으며, 적지 않은 주석본(注釋本)과 증보본(增補本)이 있다. 『평원록(平寃錄)』은 元代 조일제(趙逸齊)의 撰으로 宋代~元代의 檢驗書籍을 집대성한 것이다.

2) 檢覆: 初檢과 覆檢을 말함.

3) 恭惟我主上殿下: 世宗을 말함.

4) 音註: 音訓과 註釋을 말함.

5) 安: 어찌 안.

6) 正統三年: 세종 20년(1438)에 해당함.

序

漢張釋之[7)]張, 姓, 釋之, 名爲廷尉刑官, 天下無寃民, 于定國[8)]于, 姓, 定國, 名爲廷尉, 民自以不寃. 蓋獄重事也, 治理也獄固難, 斷決也獄尤難. 然獄之關於人命者, 唯檢屍爲至難, 毫釐之差,十絲爲毫, 十毫爲釐, 言其小也 生死攸繫. 苟定驗不明, 雖善於治獄斷獄者, 亦末如之何也已. 昔宋惠父[9)],宋, 姓, 惠父, 字 念獄情之失, 由定驗之誤, 曾編洗寃錄, 趙逸齋趙, 姓, 逸齋, 齋名, 又訂丁定切, 平議也平寃錄. 于寃而至於洗, 至於平, 是猶鑿龍門以決澎湃,澎, 蒲行切, 湃, 普拜切, 澎湃, 水勢也 固不若長江大河, 滔滔汩汩, 安流晝夜之無聲也. 欽惟聖朝, 愼于庶獄, 敬明乃罰, 天下無寃民, 當不專美於漢. 予濫叨案牘官名之寄, 歷試檢覆檢, 初檢, 復, 再檢之難. 因觀洗寃平寃二錄, 互有損益, 遂以省部見降,見, 音現, 見降, 猶言今降也 考試程式,程式, 法例也 爲持循之本, 參攷異同, 分門編類. 凡檢驗格例, 序于卷首, 遵而行之, 庶幾謹之於始, 民自不寃, 僭目曰無寃錄. 若夫道以德, 齊以禮, 必有承流宣化, 仰副聖天子無刑之期者, 是編亦奚以爲.

至大改元長至日[10)],冬至日也 東甌王與,東甌, 地名, 王與, 姓名 書于儒志山舍.儒志, 齋名

---

7) 張釋之: 자세한 내용은 『사기(史記)·장석지열전(張釋之列傳)』을 참고할 것.

8) 于定國: 자세한 내용은 『한서(漢書)·우정국전(于定國傳)』을 참고할 것.

9) 宋惠父: 송자(宋慈)를 말함. 父의 음은 '보'임.

10) 至大改元長至日: 이에 대한 해석에 따라 『무원록(無寃錄)』의 성서 연대에 대한 견해가 다르다. 위에서처럼 '是編亦奚以爲. 至大改元長至日'로 끊어 읽으면 '至大' 元年인 1308년에 완성된 것이라고 할 수 있다. 그러나 '是編亦奚以爲至大, 改元長至日'로 끊어 읽으면 '改元'에 만들어진 것으로 볼 수 있는데, 문제는 '改元'이라는 연호가 없다는 사실이다. 만약 이 '改元'이 元나라 順帝의 연호인 '至元'의 誤字라는 주장을 받아들인다면, 至元 元年인 1335년에 완성된 것으로도 볼 수 있다.(楊奉琨, 「王與生平及無寃錄成書年代問題考辨」『無寃錄校注』, 上海科學技術出版社, 1987)

序

上古聖人治天下，豈欲加刑於民哉，刑之蓋不得已而用也，是故皐陶11)明刑，期無刑，文王克明德愼罰，此三代所以刑措也.措，委置也 三代而下，漢之文景12)，囹圄空虛,囹圄，獄也 亦幾刑措，世降淳澆,堅堯切，薄也 訟獄繁興，雖至聰明，莫究枉直，檢驗之頃，或違法則,法也 以致罪戾,罪也 此洗冤平冤錄之所以作也，然洗冤不如民自以不冤，平冤又不若天下之無冤，此東甌王氏無冤錄之所以繼作也，是編蓋專爲去聲重罪者設，其間致死非一端，爲式非一事，立法非一致，蓋無所不備. 有官君子用之，足以輔乃斤斤紀覲反，察之明也之明，行其顯顯之公，免乎責罰之及，成其職分之能，若是則雖未至刑措，庶幾其可以無冤也，欽惟天朝律祖法也於唐，若網在綱，莫非期於無冤也，是編殆使之無違乎律令者耶. 洪武甲子13)來建陽,建陽，地名 始見之，時天台金銘令,天台，地名，金，姓，銘，名，令，職也 括蒼金榮中丞,括蒼，地名，金，姓，榮中，名，丞，職也 金華金瑛簿,金華，地名，金，姓，瑛，名，簿，主簿 典史爲北方何貞,典史，職也，何，姓，貞，名 掌刑曹爲北方員資,掌刑曹，職也，員，姓，資，名 一時敬愼相率，公直相尙，奉行律令，兼得是編，若駕輕車就熟路也，官吏共謀，重平聲鋟諸梓，乃寬其袠,音，秩，編袠也 大其刻，與居官者共之，俾盡其位官奉職之善，亦推己及人之心也，咸囑予敍其端，余嘉是編之有助，重刊之有尙，於是乎序.

時洪武十七年，歲閼阿葛切逢困敦,大歲在甲曰閼逢，子歲名曰困敦14) 臨川羊角山叟

---

11) 皐陶: '고요(皐陶)'라고도 쓰며, 순임금의 신하로, 벼슬은 司寇를 지냈다. 法理에 통달하여 法을 세워 刑獄으로 사회 질서를 바로잡았다.

12) 文景: 文帝와 景帝를 말함.

13) 洪武甲子: 洪武는 명나라 태조 연간(1368~1398)에 사용한 연호로, 甲子年은 1384년임.

14) 大歲在甲曰閼逢, 子歲名曰困敦: 육십갑자를 사용하기 전에 사용하던 고갑자로, 甲은 알봉(閼逢), 乙은 전몽(旃蒙), 丙은 유조(柔兆), 丁은 강어(强圉), 戊는 저옹(著雍), 己는 도유(屠維), 庚은 상장(上章), 辛은 중광(重光), 壬은 현익(玄黓), 癸는 소양(昭陽)이며, 子는 곤돈(困敦), 丑은 적분약(赤奮若), 寅은 섭제격(攝提格), 卯는 단알(單閼), 辰은 집서(執

序.臨川, 地名, 羊角, 山名

今古驗法不同

法有宜於古者, 未必皆便於今, 貴乎隨時之宜, 而損益之,損益, 猶言加減也 且人命至重, 檢屍最難,檢屍, 謂檢察死人也 今檢驗屍傷,驗, 考視也, 謂察視死人之傷處也 往往取則於洗寃平寃二錄,往往, 猶言每每也, 取則, 取法也, 洗寃, 謂洗其寃抑, 卽宋惠父所編, 平寃, 謂平其寃抑, 卽趙逸齋所編 至若上司降下,上司, 謂仰屬上司也, 降下, 猶言行下也 結案程式,結案, 決其公案也, 程式, 法例也, 謂決終罪案之法例也 則失於參考,參考, 相考也 此無寃錄之所以編也,無寃, 謂無寃抑也 謂如齧五結切, 噬也人者省部斷例,省部, 謂中書省所屬刑部, 如本國[15]之刑曺也, 斷例, 謂決罪式例也 同手足傷人保辜,音沽, 罪也, 保辜, 卽保其罪名也, 謂傷損於人者, 依例保辜 洗寃錄則云齧人依他物法,言非手足者, 皆爲他物也 有如刃物殺傷,刃物謂刃劒之類 結案式云皮肉齊截,齊截, 猶言整斷也 認是刃傷致命,認, 識也, 致, 極也, 致命謂極盡其命也 洗寃錄則云肉痕齊截,痕, 傷痕也 只是死後假作刃傷,假, 借也 又如他物傷人, 結案式行兇器仗,兇, 惡也, 行兇, 行其兇惡, 謂殺傷之也, 器仗, 謂杖劒之類 必須量驗大小, 堪否害人,量驗, 量視也, 大小, 卽杖劒之大小也, 堪否, 可與未可也, 謂察其杖劒之大小, 可以害人未可以害人也 收堅聽候,堅, 上主切, 立也, 聽, 候, 猶言待候也, 謂收立杖劒, 而待其明辨也 洗寃錄則云以靴鞋踢傷,踢, 謂以足蹴之也 若不堅硬,五更切, 堅也 難作他物, 又云或額肘膝拶,肘, 陟柳切, 臂節也, 拶, 姝末切, 逼拶也, 謂以額肘膝逼觸也 頭撞宅江切, 擊也致死, 並作他物痕傷. 按刑統,書名 非手足者, 其餘皆爲他物, 擧手足爲例, 用頭撞之類亦

徐), 巳는 대황락(大荒落), 午는 돈장(敦牂), 未는 협흡(協洽), 申은 군탄(涒灘), 酉는 작악(作噩), 戌은 엄무(閹茂), 亥는 대연헌(大淵獻)임.

15) 本國: 朝鮮을 말함.

是,言以手足爲例, 則頭撞亦是手足之類 但靴鞋既非手足, 得稱他物, 額肘膝拶頭撞, 正係干係也手足頭擊之類, 難稱他物, 倘以古之驗法, 用之於今, 則致命者, 必碍結案,致命者, 指被殺人而言碍防也 傷人者, 亦碍科罪,傷人者, 指行兇人而言科分等也 今古不同, 若此者衆, 夫洗寃平寃錄, 皆古書也, 有益於後學者多矣, 然未便於今者, 亦有之, 豈可一一按之哉,按, 考驗也, 謂古今異宜不可盡驗洗寃平寃錄而行也 二書互有得失, 雖已集而爲一, 不敢妄意改易,言雖洗寃平寃二錄, 已集爲一, 不敢更改也 必也臨事詳酌, 詳, 察也, 酌, 量也, 謂隨事審量也 隨時之宜, 擇其善者而從之.

新註無冤錄序

昔元朝東甌王氏增損洗冤平冤二錄編輯是書以傳
于世蓋欲使天下無冤民也然文頗艱深人未能盡解
以致檢覆難明疑獄尚繁良可歎已恭惟我
主上殿下以好生之德行不忍之政
軫念赤子或陷于非辜乃
命吏曹參議臣崔致雲判承文院事臣李世衡藝文館直
提學臣卞孝文承文院校理臣金滉等俾著音註於是
參援本文傳考他書事窮波源字究窠穴詳加註釋并
附音訓令乃徹編以進遂令鋟梓廣布仍
命臣序其卷端臣義孫伏覩此書人之致死固非一端檢

屍亦非一式凡獄之可疑與夫意料之所不及者無所
不載二録之義至王氏而乃備王氏之書至今日而益
明誠萬世法家之準繩也嗚呼死者不可復生斷者不
可復續撿驗之頃毫釐或差則究冤之所由生可不慎
歟後之司獄者據此為按隨事考註以致其詳以領其
要蓋體
聖上欽恤之意哀矜敬慮鑒其枉直權其輕重則安有刑罰
失中而召怨傷和者哉我朝鮮億萬世活民命而壽國
脉者必將有賴於斯焉正統三年十一月日中訓大夫
集賢殿直提學知製教經筵侍讀官臣柳義孫奉
教序

新註無冤録序

漢張釋之(張姓釋之名)爲廷尉(刑官)天下無冤民于定國(于姓定國)名爲廷尉民自以不冤蓋獄重事也治(理也)獄固難斷(決也)獄尤難然獄之關於人命者(唯)檢屍爲至難毫釐之差(十絲爲毫十毫爲釐言其小也)生死攸繫苟定驗不明雖善於治獄斷獄者亦末如之何也已昔宋惠父(宋姓惠父字)念獄情之失由定驗之誤曾編洗冤録趙逸齋(趙姓逸齋名)又訂(丁定切平議也)平冤録卞冤而至於洗至於平(是)猶鑿龍門以决澎湃(澎蒲行切湃普拜切澎湃水勢也)固不若長江大河滔滔汩汩安流晝夜之無聲也欽惟

聖朝愼于庶獄欽明乃罰天下無冤民當不專美於漢于濫

吅案牘官名之寄歷試檢覆檢初檢復再檢之難曰觀洗冤平冤

二録至有損益遂以省部見降見音現見降猶言今降也考試程式

程式法例也為持循之本參攷異同分門編類凡檢驗

格例序于卷首遵而行之庶幾謹之於始民自不冤僭目

曰無冤録若夫道以德齊以禮必有承流宣化仰副

聖天子無刑之期者是編亦奚以為至大改元長至日冬至日也

東甌東甌地名王與王與姓名書于儒志山舍儒志齋名

新註無冤錄序

上古聖人治天下豈欲加刑於民哉刑之蓋不得已而用也是故臯陶明刑期無刑文王克明德愼罰此三代所以刑措也（措委置也）三代而下漢之文景囹圄空虛（囹圄獄也）亦幾刑措世降淳澆（淳堅兗切　澆薄也）訟獄繁興雖至聰明莫究枉直檢驗之頃或違法則（法也）以致罪戾（戾罪也）此洗冤平冤錄之所以作也然洗冤不如民自以不冤平冤又不若天下之無冤此東甌王氏無冤錄之所以繼作也是編蓋專為讞重罪者設其間致死非一端為式非一事立法非一致蓋無所不備有官君子用之足以輔乃斤斤（紀觀及察之明也）之明行其顯顯之公免乎責罰之及戚其職

分之能若是則雖未至刑措庶幾其可以無冤也欽惟
天朝律祖(法也)於唐若綱在綱莫非期於無冤也是編殆使之
無違乎
律令者耶洪武甲子來建陽(建陽地名)始見之時天台金銘令(天台地名金姓銘名令職也)括蒼金榮中丞(括蒼地名金姓榮中名丞職也)金華金
瑛簿(金華地名金姓瑛名簿主簿)典史爲北方何貞(典史職也何姓貞名)掌刑
曹爲北方貟資(掌刑曹職也貟姓資名)一時欽愼相率公直相尚
奉行
律令無得是編若駕輕車就熟路也官吏共謀重(平聲)鋟諸
梓乃寬其裒(音秋編裒也)大其刻與居官者共之俾盡其位
官奉職之善亦推己及人之心也咸囑予叙其端余嘉

是編之有助重刊之有尙於是乎序時洪武十七年歲閼逢困敦臨川羊角山叟序臨川

閼阿葛逢困敦大歲在甲曰閼逢子歲名曰困敦

地名羊角山名

新註無冤錄

今古驗法不同

法有宜於古者未必皆便於今貴乎隨時之宜而損益之損益猶言加減也且人命至重撿屍最難撿屍謂撿察死人也今撿驗屍傷驗考視也謂察視死人之傷處也往往取則於洗冤平冤二錄往往猶言每每也取則取法也洗冤謂洗其冤抑即宋惠父所編平冤謂平其冤抑即趙逸齋所編至若上司降下上司謂仰屬上司也降下猶言行下也結案程式結案決其公案也程式法例也謂決終罪案之法例也則決於參考參考相考也此無冤錄之所以編也無冤謂無冤抑也謂如齧五結切噬也人者省部斷例省部謂中書省所屬刑部如本國之刑曹也斷例謂決罪式例也同手足傷人保辜辜音沽罪也保辜即保其罪名也謂傷損於人者依例保辜洗冤錄則云齧人依他物法言非手足者皆為他物也有如刃物殺傷刃物謂刀劍之

類結案式云皮肉齊截(齊截猶言整斷也)認是刃傷致命(認識也致猶極也
致命謂極盡其命也)洗冤錄則云肉痕齊截(痕傷痕也)只是死後假作刃
傷(假借也)又如他物傷人結案式行兇器仗(兇惡也行兇行其兇惡謂殺傷
之也器仗謂杖劍之類)必須量驗大小堪否害人(量驗量視也大小大也小也即杖劍之大小也)
(堪否可與未可也謂察其杖劍之大小可以害人未可以害人也)收豎聽候(豎上主切立也聽候猶言
待候也謂收立杖劍而待其明辨也)洗冤錄則云以靴鞋踢傷(踢謂以足蹴之也)若
不堅硬(硬五更切堅也)難作他物又云或額肘膝拶(肘陟柳切臂節也拶姊末
切逼拶也謂以額肘膝逼䌊也)頭撞(撞宅江切擊也)致死並作他物痕傷擬刑統(書
名)非手足者其餘皆為他物舉手足為例用頭撞之類亦
是(言以手足為例則頭撞亦是手足之類)但靴鞋既非手足得稱他物額肘
膝拶頭撞正係(干係也)手足頭擊之類難稱他物倘以古之

驗法用之於今則致命者必碍結案(致命者指被殺人而言碍防也)傷人者亦碍科罪(傷人者指行兇人而言科分等也)今古不同若此者衆矣洗寃平寃録皆古書也有益於後學者多矣然未便於今者亦有之豈可一一按之哉(按考驗也謂古今異宜不可一盡驗洗寃平寃録而行也)二書至有得失雖已集而爲一不敢妄意改易(言雖洗寃平寃二録已集爲一不敢更改也)必也臨事詳酌(詳察也酌量也謂隨事審量也)隨時之宜擇其善者而從之

自縊字義(縊於計切絞也謂輕生而自絞也字義謂自縊二字之義)

人之生也肖貌天地(肖似也謂貌似天地也)稟形父母莫不愛其所受(所受謂受於父母之體也)以躋壽域不幸死於非命(非命謂非正命即縊死也)檢復之際(檢謂初檢也復謂再檢也)定執不明(定決也執守也定執謂決是非而執守之也)則死

4. 鄕藥救急方

📖 서지 사항

몽고(蒙古)의 침입을 받아 고려의 조정이 강화도로 천도했을 때 대장도감(大藏都監)에서 간행한 의서이다. 대장도감이 고려 고종 23년(1236)에 설치한 관서(官署)이므로 13세기 전반에 간행되었을 것으로 추정한다. 현재 우리나라에는 없고 일본 궁내성도서료(宮內省圖書寮)에 조선 시대 태종 17년(1417) 의흥(義興)에서 최자하(崔自河)가 개간(開刊)한 것이 소장되어 있다. 상・중・하 3권 1책으로 현재 전해지고 있는 우리나라 最古의 의서이다.

✍ 관련 연구

남풍현. 借字 表記法 研究: 『鄕藥救急方』의 鄕名表記를 中心으로. 서울대학교 박사학위논문. 1981.

녕옥청. 『鄕藥救急方』에 대한 연구. 원광대학교 한의학전문대학원 석사학위논문. 2011.

신영일. 『鄕藥救急方』에 對한 考證. 한국한의학연구소논문집 2(1). 1996.

신영일. 『鄕藥救急方』에 對한 研究 -復元 및 醫史學的 考察-. 경희대학교 박사학위논문. 1994.

이덕봉. 『향약구급방』의 방중향약목 연구. 아세아연구 6(1). 1963.

이은규. 『鄕藥救急方』 國語學的 研究. 효성여자대학교 박사학위논문. 1993.

이한수. 韓國 最古의 醫學書籍 『鄕藥救急方』에 記錄된 齒科關係記事調査保告. 내한치파의사협회지 16(11). 1978.

이현숙, 권복규. 고려시대 전염병과 질병관: 『향약구급방』을 중심으로. 사학연구 88. 2007.

정유옹, 김홍균. 『鄕藥救急方』의 口舌脣齒 질환에 관한 고찰. 한국의사학회지 21(2). 2008.

跋文[1)]

鄕藥救急方, 其效甚有神驗, 利於東民大矣. 所載諸藥, 皆東人易知易得之物, 而合藥服法, 亦所嘗經驗者也. 若京師大都, 則醫師有之, 蓋在窮鄕僻郡者, 忽遇蒼卒, 病勢甚緊[2)], 良醫難致, 當此時, 苟有是方, 則不待扁緩[3)], 人皆可能救之矣. 是則事易功倍, 利莫甚焉. 昔大藏都監[4)], 刊行是書, 歲久板朽, 舊本罕見, 今義興監郡, 崔侯自河, 思欲重刊, 以廣其惠, 乃出私藏善本, 告諸監司李公之剛, 而監司卽命鋟梓于崔之任縣, 以遂其志, 乃以閏五月始役, 至七月十二日斷手[5)]焉. 噫, 崔侯本以仁厚素聞, 今又開是書, 以廣其傳, 而俾壽國脉, 則其仁之及於民也, 深矣, 宜書本末, 以傳諸後.

皇明永樂 丁酉[6)]七月 日 朝奉大夫 安東儒學敎授官 尹祥 謹跋.

刻手 義城通引 金柰

義興記官 朴仁

安東學生 權白

都色戶長 朴乙祥

---

1) 윤상(尹祥)의 文集『별동집(別洞集)』卷三에 나옴.

2) 緊: 急也.

3) 扁緩: 戰國時代 扁鵲과 春秋時代 醫緩을 말함. 여기에서는 이들과 같이 의술이 뛰어난 사람을 뜻함.

4) 大藏都監: 고려 재조대장경(再雕大藏經)의 판각업무를 담당하던 국가기관. 초조대장경의 판각업무를 맡아보던 관서의 명칭은 전하지 않으며, 고려의 초조대장경판이 몽고군의 침입으로 소실되자, 몽고군을 불력(佛力)으로 물리치기 위하여 대장경을 다시 새기던 관서로서 1236년에 이 도감을 설치하였다. 도감의 본사(本司)는 피난의 도읍인 강화에 두어 판각사업을 주관하게 하고, 분사(分司)를 지방에 두어 그 일을 분담하게 하였다. 대장경판당이 1318년까지 존속하다가 그 뒤 선원사로 옮겨졌으므로 대장도감은 이때 폐지된 것으로 추정한다.(『한국민족문화대백과사전』).

5) 斷手: 일을 마침.

6) 皇明永樂 丁酉: 영락(永樂)은 明나라 성조(成祖) 재위(1403~1424) 시 연호이며, 丁酉年은 朝鮮 太宗 十七年(1417)임.

校正成均幼學 蔣淳

成均幼學 朴暄

縣監奉直郎兼勸農兵馬團鍊判官 崔自河

奉列大夫經歷所經歷 鄭包

嘉靖大夫慶尙道都觀察黜陟使兼監倉 安集轉

輪勸農官學事提調刑獄兵馬公事 朴習

落水死[7] 令死人甫垂, 令下水, 又云倒懸者, 皆欲去水也.

凡落水, 經一宿, 猶可活, 解死人衣, 灸臍中.

又方 竈中灰, 布地令厚五寸, 以甑側着灰上, 令死人伏於甑上, 使頭小垂下, 抄塩二方寸匕, 內[8]管中, 吹下孔[9]中, 卽當吐水, 下水因去甑, 下死人着灰中, 以灰壅身, 常出口鼻, 卽活.

又方 掘地作坑, 熬數斛灰納坑中, 下死人於坑中, 以灰覆之, 灰濕則易之, 半日而活, 其灰勿大熱, 冷則易之.

又方 綿裹皀莢鄕名注也邑[10] 末, 納下部中, 須臾[11]水出.

又方 綿裹石灰常用石灰燒石爲之 納下部中, 水出盡, 卽活.

---

7) 『향약구급방(鄕藥救急方)』 上卷에 나옴.

8) 內: 納也.

9) 下孔: 항문(肛門)을 말함. 아래 문장의 '하부(下部)'도 같은 부위를 가리킴.

10) 鄕名注也邑: 조협(皀莢)을 우리나라에서는 '注也邑'이라고 부른다는 뜻인데, 당시 皀莢을 이렇게 불렀기 때문에 알아보기 쉽도록 향명(鄕名)을 달아 놓았다.

11) 須臾: 잠깐 동안. 짧은 시간을 말함. '찰나(刹那)'와 같은 뜻.

中酒欲死方[12] 十二

飮酒過甚, 恐爛五藏, 卽以溫湯置大槽中, 漬醉人, 冷復易, 夏亦用湯.

九[13]醉不得安臥, 必須使人搖轉, 特忌當風.

凡醉則入冷水浴, 或當風取凉者, 雖當時小快, 得病且多, 或小醉無妨, 至於極醉, 則必用上法, 易云水流濕, 火就燥, 則各從其類也[14]. 大醉人, 不用熱湯薰其外, 則熱氣無因外透, 至不醒, 腸胃[15].

又欲酒不醉方, 葛花出土[16] 腐婢花不豆花[17] 右等分爲末, 服三方寸匕, 醉後服之, 速醒.

理因酒咽喉及舌上生瘡方, 麻仁一升, 黃芩所品朽斤草[18] 右蜜和食之.

---

12) 『향약구급방(鄕藥救急方)』 上卷에 나옴.

13) 九: 원문에는 九로 보이는데, 문맥으로 보아 '凡'字로 보아야 함.

14) 重天乾卦(☰)의 文言傳에 나오는데, 전체 문장은 다음과 같다. "九五曰飛龍在天利見大人, 何謂也. 子曰, 同聲相應, 同氣相求, 水流濕, 火就燥, 雲從龍, 風從虎, 聖人, 作而萬物覩, 本乎天者, 親上, 本乎地者, 親下, 則各從其類也."

15) 腸胃: 신영일(申榮日)은 『성제총록(聖濟總錄)』과 日本 宮內省 圖書寮에 있는 『향약구급방(鄕藥救急方)』 原本을 對照해 본 후 '胃'字 다음에 '傷'字를 복원해 넣었는데, 이렇게 해야 맞을 것 같다.

16) 出土: '칡'의 鄕名을 이두로 표현한 것임. 出에서 초성 'ㅊ'을 가져오고 土에서 중성과 종성 'ᆰ'을 가져와 합해서 '츩'을 표현한 것임. '츩'이 변하여 '칡'이 된 것임.

17) 不豆花: '팥꽃'을 말함. 『본초강목(本草綱目)』에서는 '부비(腐婢)'를 '소두화(小豆花)'라 하였는데, 不豆花는 小豆花의 誤記로 보임.

18) 所品朽斤草: 黃芩에 대한 鄕名을 이두로 표현한 것인데, 品은 邑의 誤記인 것 같음. 所邑은 '속'을 뜻하며, 朽斤은 '써근 → 썩은', 草는 '풀'을 뜻하여, 전체적으로 '속썩은풀'을 말함.

鼻衄[19] 鼻血爲衄 二十二

鼻衄方, 蒲黃鄉名蒲槌上黃苟[20] 末, 吹入鼻, 卽止.

又方 山梔子体員而小者, 爲山梔子, 体大而長者, 爲伏尸梔子, 不入藥用 不拘多小, 燒存性不甚燒爲灰也, 未之[21], 搐入鼻中, 立愈.

昔有一人, 鼻衄甚, 已死入斂, 血尙未止, 偶一道人, 過門聞其家哭, 問其由云, 有藥用之卽活, 囊中遂出, 此藥半錢吹入鼻, 血立止, 良久活, 幷傳此方而去.

又用冷水噀面, 卽止.

又方 斷大蒜, 隨左右鼻衄, 摩掌中, 良.

又取茅花 鄉名置伊存, 無則以根代, 每服一大把, 剉, 以水二垸[22], 煎濃汁一垸, 分二服.

宋御史林次中, 在楚中, 常訪一故人, 久之不出, 或問云, 子婦衄垂死, 方救視未及延客, 坐中客云, 適有藥, 急令掇茅花一大把, 煎濃汁一垸, 帶囊中取小紅丸二粒, 以茅花湯呑下一服, 卽差, 後人問之, 云此卽茅花之功爾, 紅丸乃含香朱砂丸, 恐被不信茅花之功, 故以此爲驗爾.

又鼻衄過多, 昏冒欲死, 香墨濃研, 點入鼻中.

理鼻息肉, 燒白礬, 面脂和, 綿裹塞鼻中數日, 卽差.

---

19) 『향약구급방(鄕藥救急方)』 中卷에 나옴.

20) 鄕名蒲槌上黃苟: 蒲黃에 대한 이두음 표기법인데, 苟는 紛이라야 맞을 것임. 『구급간이방(救急簡易方)』에는 蒲黃의 鄕名을 '부들마치우 누른ᄀᆞᄅᆞ'로 기록해 놓았는데, 이를 이두로 표기하면 '蒲槌上黃粉'임.

21) 未之: 문맥으로 보아 '末之'라고 해야 맞음.

22) 垸: 여기에서는 '椀'字의 의미로 쓰였는데, 아래에도 마찬가지임.

石灰 常用石灰是也燒清石為灰有兩種風化水化風化省為勝取鍛工石置風中自解為勝水化者以水沃之則蒸蒸而解

磁石 一名指南石今東州所出是也 伏龍肝 竈中對釜下黃土也十年因下掘深尺紫赤色者真

滑石 俗云膏石 白麦飯石 俗云粘石大每炲黑也釜腰

天門冬 味苦甘大寒々无毒主理諸風去三虫伏尸療寒熱益氣力冷能補久服輕身延年白奇根相似百部根細長味苦令人利春延藤蔓大如釵服高至丈余入伏后死花暗結子其根太如手指長二三寸三十枚同撮二三七八月採根四破去皮心先蒸令炊間曝乾重焙令燥為末入藥或云用柳木甑燒柴蒸一伏時洒酒更蒸出曝去地二尺許作架乾用之

鄕藥救急方

鄉藥救急方其效甚有神驗利於東民大矣所
載諸藥皆東人易知易得之物而合藥服法亦
所嘗經驗者也若京師大都則醫師有之蓋在
窮鄉僻郡者忽遇蒼卒病勢甚緊良醫難致
當此時苟有是方則不待扁緩人皆可能救之矣
是則事易功倍利莫甚焉昔大藏都監刊行是
書歲久板朽舊本罕見今義興監郡崔侯自河
思欲重刊以廣其惠乃出私藏善本告諸監
司李公之剛而監司即命鋟梓于崔之任縣以遂
其志乃以閏五月始役至七月十二日斷手焉噫
崔侯本以仁厚素聞今又開是書以廣其傳

而俾壽國脉則其仁之及於民也深矣宜書卷

末以傳諸後

皇明永樂丁酉七月 日朝奉大夫安東儒學教

授官尹 祥謹跋

刻手義城通引金 奈

義興記官 朴 仁

安東学生權 白

都色戶長朴 祥

校正成均學諭蔣 淳

成均學諭朴 暄

縣監奉直郎兼勸農兵馬團練判官崔 自河

奉列大夫經歷 所經歷鄭 包

救急方五十[illegible]

嘉靖大夫慶尚道都觀察黜陟使兼監倉安集轉

輸勸農管學事提調刑獄兵馬公事朴

[illegible]

又生地黄汁一盞服之 又水芋汁和麺末一大合服之

又張死合令通以煖湯徐徐灌口中小擧死頭令湯入須臾蘇

落水死 令死人南臥令下水又去倒懸者皆欲去水也

凡落水經一宿猶可活解死人衣灸臍中 又方竈中灰

布地令厚五寸以甑側着灰上令死人伏於甑上使頭小垂

下抄塩二方寸匕内管中吹下孔中即當吐水下水因去甑

下死人以着灰中以灰壅身常出口鼻即活

又方掘地作坑熬數斛灰納坑中下死人於坑中以灰覆之

灰濕則易之半日而活其灰勿大熱冷則易之

又方綿裹皁莢 鄉名注也邑 末納下部中須臾水出

又方綿裹石灰 常用石灰 [illegible] 納下部中水出盡尸与

中酒欲死方 十二

飲酒過甚恐爛五藏即以温湯置大槽中漬醉人浴復易

夏亦用湯凡醉不得安卧必須使人搖轉特忌當風凡

醉則入冷水浴或當風取涼者雖當時小快得病且多或

小醉無妨至於極醉則必用上法易云水流濕火

其類也大醉人不可熱湯莫其外則熱氣無因外透至於毁腸胃

又欲酒不醉方　葛花 出土　腐婢花 小豆花

右等分為末服三方寸匕醉後服之速醒

理因酒咽喉及舌上生瘡方　麻人一升　黄芩 所品朽 介草

右蜜和食之

斷酒方 十三

又陰蝕欲盡取蝦蟇(鄉名豆何非)屎細末付上

女子陰瘡杏人 燒令黑擣塗之

又若苦痒搔之痛悶取猪肝炙熱內陰中當有虫出

婦人陰腫堅痛 用枳殼半斤擣研炒令熱用故帛褁熨之(冷易)

理陰腫大如斗方虵牀子(此名出部)為末雞子白和塗之

理陰卒痛如刺大汗出方以小蒜一升韮根楊根各一斤並細剉以酒三升煎分沸乘熱氣薰之

鼻衄(鼻血為衄) 二十二

鼻衄方蒲黃(鄉名蒲槌上黃者)末吹入鼻即止

又方山梔子(体員而小者為山梔子体大而長者為伏尸梔子不入藥用)不拘多少燒存性(不甚燒為灰也)末之搐入鼻中立愈昔有一人鼻衄甚已死入斂血尚未止

偶一道人過門聞其家哭問其由云有藥用之則吞

喪中遂出此藥半錢吹入鼻血立止良久㨿前傳此

方而去 文用冷水噀面即止

又方斵斷大蒜隨左右鼻衄摩掌中良

又取茅花卿名置角存無則以損伐每服一大把剉以水二㼜

煎濃汁 㼜分二服宋御史林次中在楚州常話一故人

之不出或問云下婦血暈死方救視未及逗客早巾

客云適有藥急令掇茅花一大拖煎濃汁一㼜帶歸來

中取小紅丸二粒以茅花湯呑下一服即差後人問之云此

即茅花之功爾紅丸乃合香朱砂丸恐被不信茅花之

功故以此爲驗尒

又鼻衄過多昏冒欲死 香墨濃研點入鼻中

理鼻息肉燒白礬面脂和綿裹塞鼻中數日即差

眼 二十三

理風眼赤方 黃蘗皮 竹葉 古銅錢五枚

又用水煮內鹽小許濃煎綿濾去滓洗眼

洗存中良方著理眼疾法 盛熱湯滿銅器以手掬

熨眼眼堅閉勿開勿以手揉眼但掬湯沃 湯冷即已

若有疾一日三四為之無疾日一兩次沃令眼明此法最

理赤眼及瞼際癢予自十八歲因夜書小字病目

楚痛凡三十年用此法遂永差傴畜邵興宗若目

昏用此法踰訖 後遂能燈下看細字大率血得溫

5. 鄕藥濟生集成方

📖 서지 사항

이 책은 현재 망실되어 전하지 않으나 조선 시대 태조 7년(1393)에 제생원(濟生院)에서 김희선(金希善), 조준(趙浚), 권중화(權仲和), 김사형(金士衡) 등이 편찬한 의서로, 전 30권으로 되어 있다고 한다.

✍ 관련 연구

이경록. 조선초기 『鄕藥濟生集成方』의 간행과 향약의 발전. 동방학지 149. 2010.

序[1)]

醫藥以濟札瘥，仁政之一端也．昔神農氏使岐伯嘗草木，典醫療疾，周禮有醫師掌醫之政，令聚藥以共醫事，厥後善醫者兪扁和緩之徒[2)]，現於典記者多矣．然其書皆不傳，自唐以來其方世增，方愈多而術益疎，盖古之上醫，唯用一物以攻一疾，後世之醫，多其物以幸有功，故唐之名醫許胤宗[3)]有獵不知兎，廣絡原野之譏[4)]，眞善喩也．然則合衆藥而治一病，不若用一物之爲切中也．但難精於知病而用藥耳．吾東方遠中國，藥物之不産玆土者，人固患得之之難也．而國俗往往能以一草而療一病，其效甚驗，嘗有三和子鄕藥方[5)]，頗爲簡要，論者猶病其略，曩日[6)]今判門下權公仲和命徐贊者，尤加蒐輯，著簡易方，其書尙未盛行于世，恭惟我主上殿下仁聖之資，受命開國，博施濟衆之念，靡所不至，每慮窮民病莫得醫，深用惻然，左政丞平讓伯趙公浚，右政丞上洛伯金公士衡，上體聖心，請於中國，置濟生院[7)]，給之奴婢，採取鄕藥，劑和廣施，以便於民．中樞金公希善悉掌其事，諸道亦置醫學院，分遣敎授，施藥如之．俾其求賴，又患其方有所未備，乃與權公特命官藥局官更考諸方，又採東人經驗者，分門類編，名之曰鄕藥濟生集成方，附以牛馬醫方，而金中樞觀察江原，募工鋟梓，以

---

1) 한국문집총간7권, 『양촌집(陽村集)』 卷十七에 실려 있음.

2) 兪扁和緩之徒: 兪跗, 扁鵲, 醫和, 醫緩과 같은 의사들을 말함.

3) 許胤宗: 수당시대 名醫로 상주(常州) 의흥(義興; 지금의 江蘇省 宜興) 사람임. 골증병(骨蒸病; 결핵병) 치료에 능통하여 명의로 알려져 있으며, 질병을 치료함에 절맥(切脈)과 의병(議病)을 중시하였다.

4) 獵不知兎, 廣絡原野之譏: 이 내용은 『新唐書・列傳』 第一百二十九 「許胤宗傳」에 나옴.

5) 三和子鄕藥方: 이 책은 현재 망실(亡失)되어 전해오지 않으나 고려시대 말기에 만들어진 의서(醫書)로서 그 내용이 『鄕藥濟生集成方』에 143여 조가 인용되고 있는 것으로 보아 『鄕藥濟生集成方』의 근간이 되는 의서로 여겨진다.

6) 曩日: 지난번. 曩, 曏也.

7) 濟生院: 조선시대 의료기관. 朝鮮 太祖 6년(1397)에 설치하여 혜민국(惠民局)과 함께 향약(鄕藥)의 관리, 병인(病人)의 치료를 담당했던 기관.

廣其傳，皆易得之物，已驗之術也．苟精於此，則可能一病用一物，何待夫不產而難得者哉．且五方皆有性，十里不同風，罕居之時，食飮嗜慾，酸鹹寒暖之異宜，則對病之藥，亦應異劑，不必苟同於中國也．況遠土之物，求之未得而病已深，或用價而得之，陳腐蠹敗，其氣已泄，不若土物氣完而可貴也．故用鄕藥而治病，必力省而效速矣．此方之成，其惠斯民爲如何哉．傳曰上醫醫國[8)]，方今明良相逢，肇開景運，以拯生民塗炭之苦，以違萬世盤石之基，夙夜孜孜，盡心於治，益圖所以活民生而壽國脉者，仁民之政，裕國之道，本末兼擧，大小畢備，以至醫藥療疾之事，亦拳拳[9)]焉．調護元氣，培養邦本，如此其至，其醫國也大矣．仁被一時，澤流萬世者，豈易量也哉．

洪武三十一年 蒼龍戊寅[10)] 夏六月下澣

跋[11)]

右濟生院鄕藥集成方，爲惠斯民作者也．初左政丞平讓伯趙公浚右政丞上洛伯金公士衡，燮理之暇，惻慮窮民病莫能醫，欲以廣濟，同知中樞金公希善與之協力，置醫學院，蓄藥以施，又與醴泉伯權相仲和，將其嘗所撰著鄕藥之方，更加裒集，勒成全書，將以頒諸中外，傳諸永遠，俾觀者，皆知隨處而有藥，隨病而可醫，又慮牛馬之病誤藥致死，爲集其醫方，其仁民愛物之心，深且切如此

8) 전(傳)에 대한 정확한 출전은 알 수 없는데, '上醫醫國, 中醫醫人, 下醫醫病'이라는 문장은『備急千金要方』卷第一「診候」와『太平聖惠方』卷之一「敍爲醫」에서 볼 수 있음.

9) 拳拳: ① 진실한 마음으로 정성껏 지키는 모양. ② 부지런함, 근면함. ③ 사랑함, 자애로움. ④ 공손함, 정중함.

10) 洪武三十一年 蒼龍戊寅: 洪武는 명나라 태조 재위(1368~1398) 시 사용하던 연호로 戊寅年은 朝鮮 太祖 七年(1398)에 해당함.

11) 한국문집총간7권『양촌집(陽村集)』卷二十二에 실려 있음.

哉. 建文紀元之歲[12], 其書旣成, 而金中樞觀察江原, 命工鋟梓, 以壽厥傳, 吁, 以平讓上洛之仁厚, 總其事, 醴泉之精博, 纂其書, 而金公又能勉力, 終始其功, 四公所以加惠東民者, 當與此書並流萬世, 而無窮期矣. 幹是院事者, 西原君韓公尙敬, 順興君安公敬良, 金君元冏, 許君衡, 李君悰, 房君士良, 皆有勞於此者也. 故幷著之卷尾云.

蒼龍己卯[13]夏五上旬有日.

12) 建文紀元之歲: 건문(建文)은 明나라 혜제(惠帝) 재위(1399~1402) 시 사용하던 연호임. 그러므로 紀元之歲는 1399年에 해당함.

13) 蒼龍己卯: 朝鮮 定宗 一年(1399)에 해당함.

害甚於楊墨。先儒往往雖闢其非。然未有能成書者也。以唐韓子之才。籍湜輩從而請之。猶不敢著書。況其下乎。今先生既力辨以化當時。又成書以垂後世。憂道之念。既深遠矣。人之惑佛。莫甚於死生之說。先生自以闢佛爲死而安。是欲使人祛其惑也。示人之意亦深切矣。孟子謂承三聖之統。先生亦繼孟子者也。張子所謂獨立不懼。精一自信。有大過人之才者。眞先生之謂歟。予實敬服而欲學焉。故書嘗所言者以質正云。

鄉藥濟生集成方序

醫藥以濟扎瘥。仁政之一端也。昔神農氏使岐伯嘗草木。典醫療疾。周禮有醫師掌醫之政。令聚藥以共醫事。厥後善醫者俞扁和緩之徒。現於典記者多矣。然其書皆不傳。自唐以來其方世增。方愈多而術益疎。盖古之上醫。唯用一物以攻一疾。後世之醫。多其物以幸有功。故唐之名醫許胤宗有獵不知兔。廣絡原野之譏。眞善喩也。然則合衆藥而治一病。不若用一物之爲切中也。但難精於知病而用藥耳。吾東方遠中國。藥物之不産玆土者。人固患得之之難也。而國俗往往能以一草而療一病。其效甚驗。嘗有三和子

鄉藥方頗爲簡要。論者猶病其略。曩日今判門下權
公仲和命徐贊者右加蒐輯。著簡易方。其書尙未
盛行于世。恭惟我　主上殿下仁聖之資。受命開國。博
施濟衆之念。靡所不至。每慮窮民病莫得醫。深用惻
然。左政丞平壤伯趙公浚　右政丞上洛伯金公士衡
上體聖心。請於中國置濟生院。給之奴婢。採取鄉藥。
劑和廣施。以便於民。中樞金公希善悉掌其事。諸
道亦置醫學院。分遣敎授。施藥如之。俾其永賴。又患
其方有所未備。乃與權公特命官藥局官更考諸方。
又採東人經驗者。分門類編。名之曰鄉藥濟生集成

右附以牛馬醫方而金中樞觀察江原募工鋟梓以廣其傳皆易得之物已驗之術也苟精於此則可能一病用一物何待夫不產而難得者哉且五方皆有性十里不同風草靡之時食飮嗜慾酸鹹寒暖之異宜則對病之藥亦應異劑不必苟同於中國也況遠土之物求之未得而病已深或用價而得之陳腐蠹敗其氣已泄不若土物氣完而可貴也故用鄕藥而治病必力省而效速矣此方之成其惠斯民為如何哉傳曰上醫醫國方今明良相逢聲開景運以拯生民塗炭之苦以建萬世盤石之基夙夜孜孜盡心

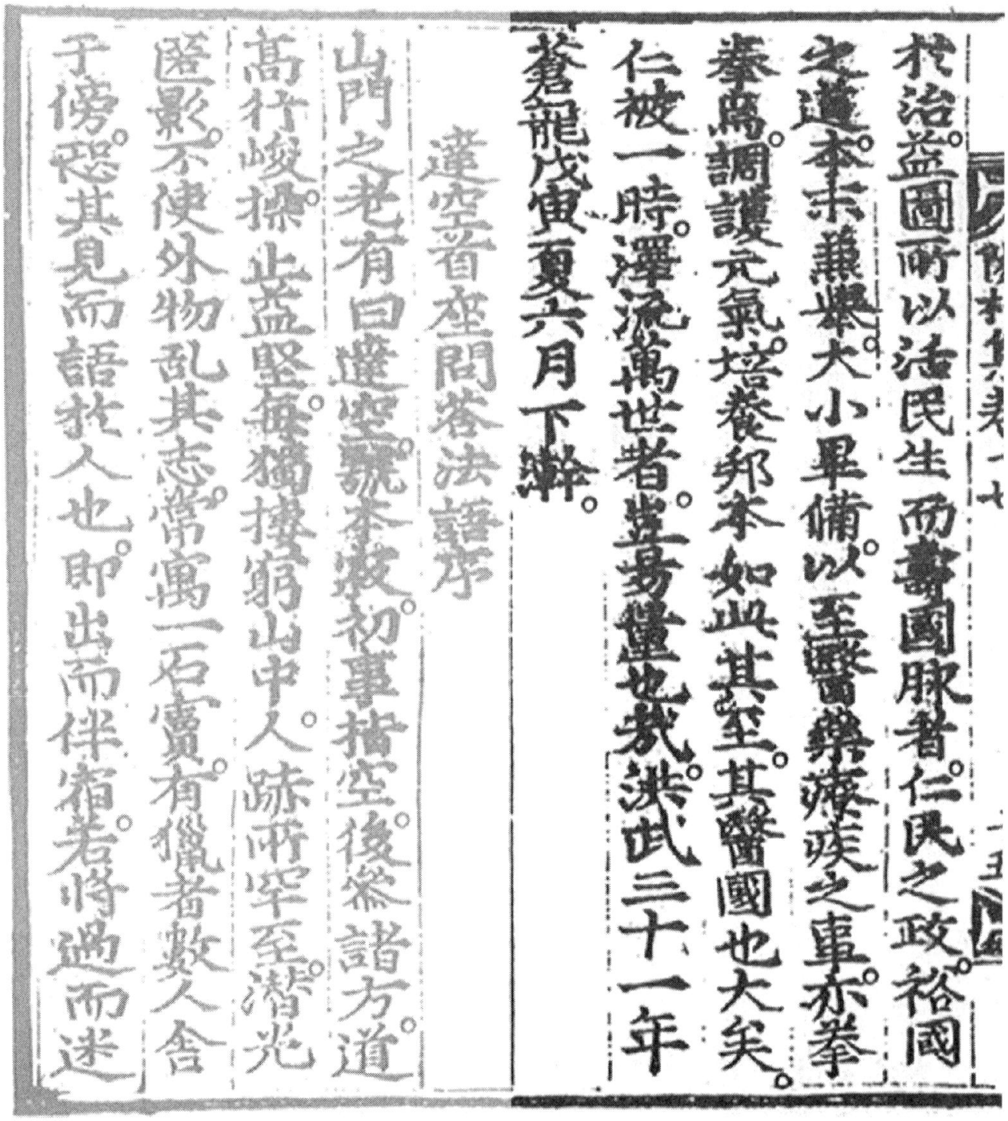
於治益國所以活民生而壽國脉者仁民之政裕國之道本末兼擧大小畢備以至醫藥救疾之事亦拳拳焉調護元氣培養邦本如此其至其醫國也大矣仁被一時澤流萬世者豈易量也哉洪武三十一年蒼龍戊寅夏六月下澣

達空首座問答法語序

山門之老有曰達空號本菴初事指空後參諸方道高行峻操止益堅每獨棲窮山中人跡所罕至潛光匿影不使外物亂其志常寓一石窟有從者數人含于傍恐其見而語於人也即出而徉宿若將過而迷

矣。抑所謂言語文字皆心之著也。而有二乎哉。今曹溪無影形公印拈頌若干部。欲廣施而遠傳。求予跋。予曰。磨塼不可得鏡。攢紙不可得出。以此書自求道。殆類此矣。又以望於人。無乃益遠乎。然公非不知此者而必爲之。必有其意。捨此不得。泥此不得。不捨不泥而有得。斯得之矣。但未知所養所得。與吾儒勿忘勿助活潑潑地者爲知何也。此皆學者事爾。故并擧似。公當爲我下一轉語。

鄕藥濟生集成方跋

右濟生院鄕藥集成方。爲惠斯民作者也。初左政丞

平壤伯趙公浚右政丞上洛伯金公士衡爕理之暇
惻慮窮民病莫能醫欲以廣濟同知中樞金公希善
與之協力置濟生院蓄藥以施又與醴泉伯權相仲
和將其前所撰著鄉藥之方更加裒集勒成全書將
以頒諸中外傳諸永遠俾覽者皆知隨處而有藥隨
病而可醫又慮牛馬之病誤藥致死爲集其醫方其
仁民愛物之心深且切如此哉建文紀元之歲其書
旣成而金中樞觀察江原命工鋟梓以壽厥傳吁以
平壤上洛之仁厚總其事醴泉之精博纂其書而金
公又能勉力終始其功四公所以嘉惠東民者當與

陽村集卷二十二

此書並流萬世。而無窮期矣。幹是院事者。西原君韓公尚敬。順興君安公敬良。金君元冏。許君衡。李君悰。房君士良。皆有勞於此者也。故并著之卷尾云。蒼龍己卯夏五上旬有日。

書蘭坡先生詩卷後　居仁

清川李相國。吾父執也。蘭坡其號。壽父其字。嘗求詩文於名公卿間。志尚甚高。苟非其人。雖工不取。故其所得。杏村書。益齋樵隱牧隱二三公詩若文數篇而已。一日。不鄙予。携以示之。命以文。余以不才。敢踵諸先正之後而爲之說。非所宜也。然公有命。敢不敬從。

6. 鄕藥集成方

🕮 서지 사항

세종(世宗) 13년(1431년) 가을에 유효통(兪孝通), 노중례(盧重禮), 박윤덕(朴允德) 등에게 명하여 이미 제생원(濟生院)에서 만든 『향약제생집성방(鄕藥濟生集成方)』 전 30권의 구증(舊證)과 구방(舊方)을 기본으로 하고, 다시 여기에 모든 방문(方文)을 수집하고, 또 당시에 있던 모든 방서(方書)를 빠짐없이 모아서 분류, 첨가하여 세종 15년(1433) 6월에 완성한 의서(醫書)로서 권채(權採)에게 서문을 쓰도록 명하여 동년 8월 전라 · 강원도에서 분간(分刊)하였다. 서문을 통해 이 책을 편집한 의도가 중국에서 산생(産生)되는 약재를 쓰는 것보다 자기 나라 풍토에서 생산되는 약재로써 자기 나라 사람들의 질병을 치료하고자 하는 데 있었음을 잘 알 수 있다. 즉 질병 치료에 대한 약재의 의토성(宜土性)을 강조한 것이며, 한편으로는 세종이 의약제민(醫藥濟民)의 큰 뜻이 있었음을 볼 수 있다. 또 이 책의 편집 및 간행은 우리나라 고유의학의 독립이라는 의미에서도 획기적인 대사업의 하나였다고 볼 때, 우리나라 의약서(醫藥書) 중 매우 중요시하여야 할 서적이다. 본서의 성립을 의사학적(醫史學的)으로 고찰해 보면, 본서가 A.D. 1431~1433년에 완성되었으므로, 중국 금원사대가(金元四大家)가 출현한 지 약 100~300여 년이 지난 시기이다. 그러나 본서는 그 내용이 주로 宋代의 『성혜방(聖惠方)』과 『성제총록(聖濟總錄)』을 중심으로 이루어진 것으로 볼 때, 당시 중국에서 유행하였던 금원사대가 아직 우리나라에 의학이 수입되지 못하였음을 추측할 수 있다.

✍ 관련 연구

강연석. 『鄕藥集成方』의 本草 분석을 통한 朝鮮前期 鄕藥醫學 연구. 경희대학교 석사학위논문. 2003.

강연석, 안상우. 『鄕藥集成方』을 통해 본 朝鮮前期 鄕藥醫學. 韓國醫史學會誌 15(2). 2002.

김홍균. 『鄕藥集成方』과 『醫林撮要』의 比較考察. 韓國醫史學會誌 14(2). 2001.

정면. 『鄕藥集成方』의 편찬에 대한 소고. 大韓原典醫史學會誌 5. 1991.

序文

自農黃而下, 代有醫官, 以掌萬民之疾, 而名醫之診病用藥, 皆隨氣施巧, 初非拘以一法. 蓋百里不同俗, 千里不同風, 草木之生, 各有所宜, 人之食飮嗜慾, 亦有所習, 此古昔聖人, 嘗百草之味, 順四方之性, 而治之者也. 惟我國天作一區, 據有大東山海寶藏之興, 草木藥材之産, 凡可以養民生, 而療民疾者, 蓋亦無不備焉. 但自古醫學踈廢, 採取不時, 忽其近而求之遠, 人病則必索中國難得之藥, 是奚啻如七年之病, 求三年之艾[1]而已哉. 於是藥不能得, 而疾已不可爲也. 惟民間故老, 能以一草, 療一病, 其效甚神者, 豈非宜土之性, 藥與病値而然也. 夫不遠千里, 求伸無名之指[2]者, 人之常情也. 況不出國中, 而可以療疾者乎, 人患不知耳. 昔判門下臣權仲和, 嘗加採輯, 著鄕藥簡易方[3], 其後又與平壤伯臣趙浚等, 命官藥局, 更考諸方, 又取東人經驗者, 分門類編, 鋟梓[4]以行, 自是藥易求而病易治. 人皆便之, 然方書之出於中國者尙少, 藥名之異於中國者頗多, 故業其術者, 未免有不備之嘆, 恭惟我主上殿下, 特留宸慮[5], 命揀醫官, 每隨使如[6]京, 廣求方書, 且因申奏, 就太醫院, 考正藥名之謬, 宣德辛亥秋[7], 乃命集賢殿直提學臣兪孝通, 典醫監正臣盧重禮, 副

---

1) 『맹자(孟子) · 이루장구상(離婁章句上)』에 나오는데, 전체 문장은 다음과 같다. "今之欲王者, 猶七年之病, 求三年之艾也, 苟爲不畜, 終身不得, 苟不志於仁, 終身憂辱, 以陷於死亡. 詩云其何能淑, 載胥及溺, 此之謂也."

2) 『맹자(孟子) · 고자장구상(告子章句上)』에 나오는데, 전체 문장은 다음과 같다. "孟子曰, 今有無名之指, 屈而不信, 非疾痛害事也, 如有能信之者, 則不遠秦楚之路, 爲指之不若人也. 指不若人則知惡之, 心不若人則不知惡, 此之謂不知類也."

3) 鄕藥簡易方: 이 책은 현재 亡失되어 전해지지 않으나 고려시대에 간행된 鄕藥書籍으로, 『三和子鄕藥方』과 함께 『鄕藥濟生集成方』의 藍本이다.

4) 鋟梓: 판목을 새긴다는 뜻으로, 책을 인쇄한다는 뜻임. '上梓', '鋟板'이라고도 함.

5) 宸慮: 天子의 생각. '宸襟', '宸旨', '宸遊' 등도 같은 의미로 쓰임.

6) 如: 往也, 至也.

7) 宣德辛亥秋: 선덕(宣德)은 中國 명나라 선종(宣宗) 재위(1426~1435) 시 연호로, 辛亥年은

正臣朴允德等，更取鄕藥方，徧會諸書，搜檢無遺，分類增添，歲餘而訖於是，舊證三百三十八，而今爲九百五十九，舊方二千八百三，而今爲一萬七百六，且附以鍼灸法一千四百七十六條，鄕藥本草，及炮製法，合爲八十五卷，以進，名曰鄕藥集成方．刊行廣傳，命臣採序之，臣採切念君上之道，莫大於仁，而仁道至大，亦有幾多般乎．今我主上殿下，以盛德，興至治守位，發政全體，此道之大至，如醫藥濟民之事，拳拳若此，可見仁政本末，巨細兼盡，而無遺矣．且古之人主，有或躬自調藥，或剪鬚和藥，惠及一人者，後世猶稱之，豈若一修醫書，廣示方論，加惠兆民，施澤萬世哉．其規模設施，實相萬也．自今伊始，因此方書，飮餌得效，起呻吟，變札瘥，以致登壽域，召和氣於無窮，寧不知聖朝仁心仁政之所自歟．

宣德八年[8] 六月 日 通政大夫 成均館大司成直修 文殿知製 敎臣權採謹序

跋

藥有君臣佐使古也，而亦有以俗方單劑，取効尤速，要之，藥當其病而已．我國負山環海，産藥甚夥[9]，而甿俗朴陋，不曉採取之法，至於上國珍産，又無由以致之．世宗大王，始命醫官，攷正藥名，撰輯方書，名曰鄕藥集成方，總八十五卷，幷刊行於世，盖將以東方之藥，已[10]東人之疾．厥後中原新方書益出，醫道益廣，每年節使之回，燕市珍材，流出於本國甚多，按証處方，悉以新方爲主，而鄕方遂廢不用矣．遼路旣梗，使船稍稀，往往多致淪溺[11]，卽方書雖存，

朝鮮 世宗 13年(1431)에 해당함.

8) 宣德八年: 1433年에 해당함.

9) 夥: 多也.

10) 已: 止也.

無異宋人之遺契[12], 業醫者患之, 今領議政尹公昉, 爲內局提調, 建請再刊鄕方, 而以材匱[13]爲憂, 適完豊府院君李公曙, 提調訓鍊都監, 而都監方有印局, 遂以此事, 見託李公, 喜而從之, 時鄕方廢, 且百餘年廛廛收拾, 卷帙不全, 購[14]求完本, 得諸耽羅, 又得補遺一卷, 刊成一帙, 自此病家有賴, 而祖宗濟活, 生靈之意, 復行於聖朝, 玆非幸歟. 鳴吉方忝內局提調, 故略書其顚末, 書諸卷尾以識之.

崇禎六年癸酉[15] 十二月 日 崔鳴吉謹跋.

---

11) 淪溺: 왕래하던 배가 침몰함.

12) 宋人之遺契: 어리석음을 비유한 말.

13) 材匱: 재정이 떨어졌음을 뜻함.

14) 購: 求也.

15) 崇禎六年癸酉: 숭정(崇禎)은 明나라 의종(毅宗) 재위(1628~1644) 시 사용하던 연호로, 癸酉年은 朝鮮 仁祖 11年(1633)에 해당함.

鄕藥集成方序

自農黃而下代有醫官以掌萬民之疾而
名醫之診病用藥皆隨氣施巧初非拘以
一法蓋百里不同俗千里不同風草木之
生各有所宜人之食飮嗜欲亦有所習此
古昔聖人嘗百草之味順四方之性而治
之者也　惟我
國天作一區據有大東山海寶藏之興草
木藥材之產凡可以養民生而療民疾者
蓋亦無不備焉但自古醫學疎廢採取不以
時忽其近而求之遠人病則必索中國難
得之藥是奚啻如七年之病求三年之艾
而已哉於是藥不能得而疾已不可爲也
惟民間故老能以一草療一病其效甚神
者豈非宜土之性藥與病値而然也夫不

遠千里求伸無名之指者人之常情也況
不出國中而可以療疾者乎人患不知耳
昔判門下臣權仲和嘗加採輯著鄉藥簡
易方其後又與平壤伯臣趙浚等命官藥
局更考諸方又取東人經驗者分門類編
鋟梓以行自是藥易求而病易治人皆便
之然方書之出於中國者尚少藥名之異
於中國者頗多故業其術者未免有不備
之嘆恭惟我
主上殿下特留
宸慮命揀醫官每隨使如京廣求方書且因
申
奏就大醫院考正藥名之謬宣德辛亥秋乃
命集賢殿直提學臣俞孝通典醫監正臣盧
重禮副正臣朴允德等更取鄉藥方編會

諸書搜撿無遺分類增添歲餘而訖於是
舊證三百三十八而今爲九百五十九舊
方二千八百三而今爲一萬七百六且附
以鍼灸法一千四百七十六條鄉藥本草
及炮製法合爲八十五卷以進名曰鄉藥
集成方刊行廣傳
命臣採序之臣採切念君上之道莫大於仁
而仁道至大亦有幾多般乎今我
主上殿下以盛德興至治守位發政全體此道
之大至如醫藥濟民之事拳拳若此可見
仁政本末巨細兼盡而無遺矣且古之人
主有或躬自調藥或剪鬚和藥惠及一人
者後世猶稱之豈若一修醫書廣求方論
加惠兆民施澤萬世哉其規模設施實相
萬也自今伊始因此方書飮餌得效起呻

吟變札瘥以致登壽域召和氣於無窮
寧不知
聖朝仁心仁政之所自歟宣德八年六月　日
通政大夫成均大司成直修文殿知製
教臣權採謹序

鄕藥集成方跋

藥有君臣佐使古也而亦有以俗方單劑取效尤速要之藥當其病而已我國負山環海產藥甚夥而畔俗朴陋不曉採取之法至於
上國珍產又無由以致之
世宗大王始命醫官攷正藥名撰輯方書名曰鄕藥集成方總八十五卷并刊行於世蓋將以東方之藥已東人之疾厥後
中原新方書益出醫道益廣每年節使之回燕市珍材流出於 本國甚多按証處方悉以新方爲主而鄕方遂廢不用矣遼路既梗使舶稍稀往往多致論瀕即方書雖存無異宋人之遺契業醫者患之今領議政尹公昉爲內局提調建請開刊鄕方而以財匱爲憂適

完豐府院君李公曙提調訓鍊都監而都監
方有印局遂以此事見託李公喜而從之時
鄕方廢且百餘年厪厪收拾卷帙不全購求
完本得諸耽羅又得補遺一卷刊成一帙自
此病家有賴而
祖宗濟活生靈之意復行於
聖朝玆非幸歟鳴吉方忝內局提調故略書其
顛末書諸卷尾以識之
崇禎六年癸酉十二月　日崔鳴吉謹跋

7. 醫方類聚

📖 서지 사항

본서는 世宗 27년에 편성(偏盛)된 후 文宗 元年경까지 抄寫되었고, 世祖 5년에서 10년까지 양성지(梁誠之)를 중심으로 많은 인원이 동원되어 교정과 정리를 하였으며, 成宗 8년 5월에 이르러 30질을 刊行하였다. 이 책은 정유왜란 때 加藤清正이 약탈해 가서 일본 宮內省 圖書寮에 252책(缺本 12冊)이 거의 原裝대로 보존되어 있는데, 현재 유일하게 원본 상태로 남아있는 乙亥字原刊本이다. 우리나라 철종 3년(1852년, 日本 嘉永 五年)에 일본 의관 喜多村直寬이 10년에 걸쳐 목활자로 縮板重刊하였다. 이 판본은 총 권수가 266권 264책인데 약탈할 때 12책이 缺乏되어 있었던 것을 重刊할 때 原本의 편집형식을 모방하여 12책을 다시 補充하여 原刊本의 卷數와 일치하는 266권의 完本으로 刊行하였다. 高宗 13년(1876)에 朝日修好條約이 강행될 때에 일본에서 이 책의 原刊行本이 우리나라에서 이미 亡失되어 없다는 것을 재삼 확인한 후에 木活字重刊本 2부를 우리 정부에 修好禮物 중에 포함하여 獻納하였다. 현재 우리나라에는 연세대학교 중앙도서관에 소장되어 있다.

인용서목(引用書目)은 모두 153종의 醫方書가 실려져 있는데, 이 醫書들은 漢, 唐, 宋, 元에 이르는 주요 방서들이 거의 망라되어 있는데, 古典醫方書들이 이 책을 편집할 때 기본 자료로서 原文 그대로 충실히 잘 採錄되어 있어서, 그 당시의 醫學知識을 집대성한 한의학 백과사전이라 말할 수 있다.

편집내용을 보면 總論에서 醫療技術 및 醫療行爲의 실천에 필요한 사항들을 열거하였다. 그 다음 모든 질병을 91大綱目으로 나누어, 각 病門의 아래에 먼저 그 門에 해당하는 病論을 논하고, 그다음에는 藥方들을 그 出典의 연대순에 따라서 열거하였으며, 方文들을 引用하는 데도 年代의 先後와 文字의 重出 및 이동에 따라 일일이 註解하였을 뿐 아니라 각 方文을 原文 그대로 出典과 함께 질서정연하게 類에 따라서 編入하였다. 내용은 臨床醫學의 각 분과가 거의 포괄되어 있으나, 분류 방법에서 身體部位를 중심으로 한 病門과 病症과 症狀을 중심으로 한 病門이 서로 섞여 있어서, 『東醫寶鑑』만큼 질서정연하지 못하다. 그러나 이러한 분류방식은 그 당시의 지식계통으로는 가장 적절한 방법이었다고 본다.

✍ 관련 연구

강세구. 『醫方類聚』의 養性門에 對한 硏究. 대전대학교 석사학위논문. 1996.

강세구, 이철완. 『醫方類聚』 養性門에 나타난 養性 및 養生에 대한 연구. 한방재활의학과학회지 6(1). 1996.

김대형, 안상우. 『醫方類聚』에 인용된 『五臟六腑圖』의 著者와 編制에 대한 고찰. 한국한의학연구원 논문집 9(2). 2003.

김영곤. 『醫方類聚』를 통해 본 朝鮮前期 折傷醫學: 『理傷續斷方』을 중심으로. 경희대학교 석사학위논문. 2008.

김은민. 『醫方類聚』 食治篇에 수록된 粥의 藥膳食療學的 연구. 명지대학교 석사학위논문. 2011.

박희수. 현대 의학 관점에서 본 한의학 문헌 속 간질에 대한 연구: 『의방유취』, 『동의보감』, 『제중신편』을 중심으로. 강원대학교 의학전문대학원 석사학위논문. 2012.

신순식, 최환수. 『醫方類聚』에 대한 版本 연구. 한국한의학연구원 논문집 3(1). 1997.

안상우. 『醫方類聚』에 대한 의사학적 연구. 경희대학교 박사학위논문. 2000.

안상우. 『醫方類聚』의 서지학적 고찰. 韓國醫史學會誌 12(2). 1999.

안상우. 『醫方類聚』의 編纂과 朝鮮前期 醫書. 韓國醫史學會誌 14(2). 2001.

안상우, 최환수. 『醫方類聚』 치법편의 구성과 특징: 食治·禁忌·鍼灸·導引篇을 중심으로. 한국한의학연구원 논문집 6(1). 2000.

안상우, 홍세영. 拭疣 金守溫의 『醫方類聚』 편찬 事蹟. 韓國醫史學會誌 24(2). 2011.

조선영. 朝鮮 前·中期의 消渴 인식에 관한 연구: 『醫方類聚』 및 『東醫寶鑑』을 중심으로. 경희대학교 석사학위논문. 2006.

최환수, 신순식. 『醫方類聚』의 引用書에 관한 연구 1. 한국한의학연구원 논문집 3(1). 1997.

聚珍版[1)]序文

醫之爲道，廣矣大矣，蓋自非學淹貫古今，融會群言，無以能應萬變，奏回天之功，而况能筆之於書，以貽後生，則宜乎難其人也，嘗竊求之，其網羅薈萃，稱集大成者，未有如朝鮮國所輯，醫方類聚也，其書不詳出于何代何人，然所援引書，乃止于明永樂間，而其國許浚東醫寶鑑日[2)]，本國祖宗朝，命文官醫官撰集[3)]，金安國慕齋集，梁文襄公碑銘敍，稱校進醫方類聚，梁名誠之，正統六年進士[4)]，歷仕六主，以成化十八年[5)]沒，然則當時編纂年歲，亦約略可知耳. 書凡二百六十六卷，卷爲厚冊，其所采摭，凡一百五十餘部，而宋元佚書，亦復

1) 著作의 내용을 찍어내기 위해 活字를 배열하여 판을 짠 다음, 活字面에 먹물을 칠해서 찍어낸 책을 활자판(活字版) 또는 활자본(活字本)이라 일컫는다. 동의어로는 활인본(活印本), 배자본(排字本), 배인본(排印本), 파인본(擺印本), 취진판(聚珍版), 취진본(聚珍本) 등이 쓰이고 있다. 이들 명칭 가운데 배자본(排字本), 배인본(排印本), 취진판(聚珍版)이나 취진본(聚珍本)은 본시 중국의 문헌에 쓰인 것이다. 배자본(排字本)이나 배인본(排印本)은 활판인쇄를 할 때 개개의 활자를 원고의 문장대로 판 위에 벌여 놓고 이를 고르고 판판하게 짠 다음 찍어낸 데서 붙여진 명칭이며, 우리나라에서는 이를 파인본(擺印本)이라 일컬었다. 취진판(聚珍版)이나 취진본(聚珍本)은 청나라때 무영전(武英殿)에서 나무활자를 만들어 『사고전서(四庫全書)』 등을 대대적으로 찍어냈는데, 중국에서는 이러한 활판인쇄(活版印刷)가 종래 별로 이루어지지 않아 활자판(活字版)의 명칭 사용이 익숙하지 않았다. 그리하여 淸高宗이 취진판(聚珍版)으로 사명(賜名)한 것이며, 우리나라에서 일컫는 활자판(活字版)과 같은 개념의 명칭에 해당한다.(출전: 천혜봉, 『한국서지학』).

2) 日: 문맥으로 보아 '曰'이 맞음.

3) 『동의보감(東醫寶鑑)』 역대의방(歷代醫方)에 보면, 『의방류취(醫方類聚)』와 『향약집성방(鄕藥集成方)』을 소개하면서 "以上本國祖宗朝命文官醫官撰集"이라 하였는데, 이 내용을 인용한 것임.

4) 正統六年進士: 정통(正統)은 중국 명나라 明宗 재위(1436~1449) 시 연호임. 正統六年은 辛酉年으로 朝鮮 世宗 23年(1441)에 해당함. 양성지는 이 해에 진사, 생원에 모두 합격하였으며, 成宗 12년(1481) 홍문관 대제학(弘文館大提學)에 이르기까지 벼슬을 지냄.

5) 成化十八年: 성화(成化)는 중국 명나라 헌종(憲宗) 재위(1465~1487) 시 연호임. 成化十八年은 丁酉年으로 1482년인데, 내용으로 보아서는 1477년이어야 맞으므로 成化十三年으로 되어야 마땅함.

爲不尠[6]. 蓋篇帙之富, 爲見存醫籍之冠, 學者猶鑄山爲銅, 煮海爲鹽, 眞方術之大觀, 濟生之寶筏也, 但是書世僅傳一部, 云文祿之役[7], 將帥加藤淸正所獲, 後二百年, 先敎諭得之一醫家, 什襲藏棄之, 又每拔其粹, 以供臨處之用, 而時或有借貸謄錄者, 亦每苦篇帙浩瀚[8], 往往不能果. 同僚喜多邨士栗, 旣博通其學, 恨是書之最裨人世, 而世絶罕傳本, 遂鳩[9]精工, 附之聚珍版, 同志聞之抃躍[10], 各醵金以助其貲, 士栗于是益加勉勵, 將陸續告竣, 可謂盛矣. 原本所缺, 凡二十卷, 士栗倩[11]弘前醫員澀江道純, 參攷諸家, 略補足之, 其功亦不可沒也. 抑夫我大府, 厚恤民隱, 甚重醫術, 施藥劑, 濟孤貧, 設庠舍, 誘醫生, 救難療厄之具, 靡不畢備. 士栗入爲侍直兼敎諭醫庠, 今又有此盛擧, 俾學者, 得以能應萬變, 奏回天之功, 其仰體國家好生之德, 而拯黔黎[12]之夭札者, 其在于斯乎, 其在于斯乎.

大日本嘉永五年[13]四月朔, 江戶侍醫尙藥兼醫藥敎諭, 丹波元堅撰.

---

6) 尠: 적다, 드물다.

7) 文祿之役: 文祿은 1592년부터 1595년까지 일본에서 사용하였던 연호이다. 즉 文祿之役은 文祿年間에 있었던 큰 부역이라는 뜻으로, '임진왜란'을 의미한다.

8) 浩瀚: 물이 넓은 모양, 또는 전하여 물건이 많고 성한 모양을 표현한 말.

9) 鳩: 逑也.

10) 抃躍: '抃'은 '손뼉치다', '손으로 때리다'는 뜻인데, 抃躍이라 하면 기뻐서 손뼉치며 펄쩍펄쩍 뛰는 모습을 말한다. '抃舞', '抃踊'도 같은 뜻으로 쓰인다.

11) 倩: 請也.

12) 黔黎: '검은머리'라는 뜻으로, 백성을 말함.

13) 嘉永五年: 嘉永은 1848년부터 1853년까지 일본에서 사용하였던 연호이다. 嘉永五年은 壬子年으로 朝鮮 哲宗 3年(1852)에 해당함.

凡例[14]

一 諸方以世代先後, 分門編入, 不分細目. 如風門, 金匱方畢書後, 繼書諸方風門.

一 一門內一藥重出, 而治証, 藥材, 服法無加減, 則於初見處, 書某方同, 大同小異, 則其異者分附, 小同大異, 則全方附錄.

一 諸方論, 去其重複不書, 某方同, 或文同而首尾稍異, 則略擧首語, 而書云云, 連書其尾語.

一 諸門內論及藥畢書後, 繼書食治禁忌導引

一 一藥證治, 兼諸病者, 不分書各門, 但依本方所載之門書之.

一 如金匱方礬石湯, 本在風門, 其證雖曰治脚氣衝心, 今依本方, 書於風門, 餘倣此.

一 凡藥再見者, 於初見方附之. 若得效方, 玉機微義等首尾相連之書, 則又於本方只書藥名, 注云方見某方.

一 諸方本文加圈者, 空一字書之. 今附錄者, 首附方名上加圈別之. 藥材下今附註, 亦皆圈之.

一 一藥內, 他方附錄時, 首書者備擧方名, 繼書則略擧. 如首書巢氏病源則繼書巢源之類

14) 취진판범례(聚珍版凡例)에는 다음 주석이 달려 있다.
"本書校點本的規格體例, 與本凡例有所出入, 爲保持原書面貌, 此凡例仍依其舊."

聚珍版醫方類聚序

醫之爲道廣矣大矣蓋自非學淹貫古今融
會羣言無以能應萬變奏回天之功而況能
筆之於書以貽後生則宜乎難其人也嘗竊
求之其網羅薈萃稱集大成者未有如朝鮮
國所輯醫方類聚也其書不詳出于何代何
人然所援引書乃止于明永樂間而其國許
浚東醫寶鑑日本國祖宗朝命文官醫官撰
集金安國慕齋集梁文襄公碑銘敘稱校進

醫方類聚梁名誠之正統六年進士歷仕六
主以成化十八年没然則當時編纂年歲亦
約畧可知耳書凡二百六十六卷卷爲厚冊
其所採摭凡一百五十餘部而宋元佚書亦
復爲不尠蓋篇帙之富爲見存醫籍之冠學
者猶鑄山爲銅煮海爲鹽眞方術之大觀濟
生之寶筏也但是書世僅傳一部云文祿之
役將帥加藤清正所獲後二百年先教諭得
之一醫家什襲藏弆之又每拔其粹以供臨

處之用而時或有借貸謄錄者亦每苦篇帙浩瀚往往不能果同僚喜多邨士粟既博通其學恨是書之最裨人世而世絶罕傳本遂鳩精工附之聚珍版同志聞之抃躍各醵金以助其費士粟於是益加勉勵將陸續告竣可謂盛矣原本所缺凡十二卷士粟倩弘前醫員澀江道純參攷諸家畧補足之其功亦不可沒也抑夫我

大府厚恤民隱甚重醫術施藥劑濟孤貧設

庠舍諸醫生救艱療厄之具靡不畢備士果
入為侍直兼教諭醫庠今又有此盛舉俾學
者得以能應萬變奏回天之功其仰體
國家好生之德而拯黔黎之夭札者其在于
斯乎其在于斯乎
大日本嘉永五年四月朔江戸侍醫尚藥兼
醫學教諭丹波元堅撰

醫方類聚凡例

一諸方以世代先後分門編入不分細目如風門金匱方畢書後繼書諸方風門

一一門内一藥重出而治證藥材服法無加減則於初見處書某方同大同小異則其異者分附小同大異則全方附錄

一諸方論去其重複不書某方同或文同而首尾稍異則略舉首語而書云云連書其尾語.

類聚凡例 一

一諸門內論及藥畢書後繼書食治禁忌導
引

一一藥證治兼諸病者不分書各門但依本
方所載之門書之

一如金匱方礬石湯本在風門其證雖曰治
脚氣衝心今依本方書於風門餘倣此

一凡藥再見者於初見方附之若得效方玉
機微義等首尾相連之書則又於本方只
書藥名注云方見某方

一諸方本文加圈者空一字書之今附錄者首附方名上加圈別之藥材下今附註亦皆圈之

一一藥內他方附錄時首書者備舉方名繼書則略舉如首書巢氏病源則繼書巢源之類

引用諸書

黃帝內經素問

靈樞

運氣

8. 醫門精要

🕮 서지 사항

이 책은 현재 亡失되어 전해지지 않으나, 조선 시대 肅宗 8년(1682년) 신용개(申用槪)의 文集 『이요정집(二樂亭集)』 卷八에 있는 「醫門精要跋」에 의하여 그 개요를 알 수 있다. 이에 따르면 成宗 때에 허종(許琮)이 撰한 것을 권건(權健)과 김심(金諶)이 교정하고, 燕山君 때에 다시 內醫院에서 교정을 하여 연산군 10년(1504년)에 간행한 것인데, 『醫方類聚』가 266권으로 너무나 방대하므로 그 精要를 뽑아 놓고 그 일을 마치지 못하고 죽자, 成宗이 다시 權健과 金諶에게 교정을 시켰다. 그러나 成宗 또한 일을 마치지 못하고 죽었으므로 연산군 때에 이르러 내의원에서 교정하여 전 50卷 87分門으로 同 10년에 刊行 廣布하였다고 한다.

✍ 관련 연구

없음.

跋文

右醫門精要者，原醫方類聚，而刪繁就簡者也，類聚，書凡二百六十六卷，我世宗大王，始開纂輯，歷世祖成宗數聖而書成，備集群方，該論衆證，實醫家之鉅海指南也. 然帙多印少，中外罕覩，爲醫者，亦病於貫穿，我成宗大王，奉養兩殿[1)]，誠孝天至，凡所以壽而康之者，無所不用其極，醫方藥經，徧覽深惟，人民濟世之念，遂及於纖遐[2)]，慮類聚之浩穰，思所以約而要之，庶醫者，易慣[3)]其術，而人得以徧覩也，乃於弘治六年之癸丑[4)]，命內醫院都提調臣許琮，芟其繁而精要之，令簡而易印，約而易習. 其增削簡繁，摠自睿裁. 賜方名醫門精要. 編才訖而琮逝，更命兵曹參判臣權健，吏曹參議臣金諶，詳加讎校[5)]，未底于成，而成宗陟遐[6)]，停校有年，我主上殿下[7)]，遹追[8)]先志，遂命內醫院，校定其編爲五十卷，分門爲八十有七，仍命臣用漑爲跋. 臣竊惟人受陰陽五行之氣以爲身，有血脈經絡營衛，以固其體，而寒暑盪於外，喜怒攻於內，氣一失攝，病生毫釐. 古之聖賢，心在壽人，念醫療之術，辨其藥餌之宜，纂其要而廣其方，於是醫家者，得業而述之. 是故身一而病百，病百而藥千，醫愈下而方愈多，自神農黃帝，作方書內經以後，醫經世增，至漢時，纂者已一十八家，爲卷凡四百九十有餘，後之述者更倍，世無扁倉之良[9)]，其名于世者，亦不過循

---

1) 兩殿: 世祖와 睿宗의 妃를 말함.

2) 纖遐: 티끌만큼 작은 흠. '섬자(纖疵)'도 같은 뜻임.

3) 慣: 習也, 狎也.

4) 弘治六年之癸丑: 弘治는 明나라 효종(孝宗) 재위(1488~1505) 시 사용하던 연호로, 弘治六年 癸丑은 朝鮮 成宗 九年(1493)에 해당함.

5) 讎校: 두 사람이 서로 상대하여 원본에 비추어 교정을 보는 일. 그 모양이 마치 원수 사이인 것처럼 진지하기 때문에 이르는 말. '수정(讎正)'도 같은 뜻임.

6) 陟遐: '먼 곳에 올라가다'는 뜻으로, 임금이 崩御하셨음을 뜻함. '崩御', '登御', '昇遐', '崩殂' 등도 같은 뜻임.

7) 我主上殿下: 燕山君을 말함.

8) 遹追: '좇다', '따르다'는 뜻임.

方而定藥, 百治而一瘉, 猶不能偏熟其書, 而眩於施爲, 况庸下乎, 此醫門精要之所以撮要者也. 書旣簡而易印, 則將廣布遠宣, 人無有不覩, 醫無有不慣, 庶見疲癃殘疾, 皆得以爲全人, 而民無扎瘥[10]之夭, 世躋仁壽之域. 聖上繼述孝思之餘恩, 擧一國後世, 而咸蒙其休者, 其亦由是而益遠矣.

維弘治十七年甲子[11]四月 日 嘉善大夫 禮曹參判 臣申用漑 拜手稽首謹跋.

---

9) 扁倉之良: 扁鵲이나 倉公처럼 훌륭한 의사를 말함.

10) 扎瘥: '扎'은 큰 역병[大疫]을 말하며, '瘥'는 작은 역병[小疫]을 뜻함. 합하여 크고 작은 돌림병을 말함.

11) 維弘治十七年甲子: 朝鮮 燕山君 十年(1504)에 해당함.

醫門精要跋

右醫門精要者。原醫方類聚。而刪繁就簡者也。類聚書凡二百六十六卷。我　世宗大王。始開纂輯。歷　世祖·成宗數聖而書成。備集羣方。該論衆證。實醫家之鉅海指南也。然帙多印少。中外罕覩。爲醫者亦病於貫穿。我　成宗大王。奉養　兩殿。誠孝天至。凡所以壽而康之者。無所不用其極。醫方藥經。徧覽深惟。仁民濟世之念。遂及於纖邇。慮類聚之浩穰。思所以約而要之。庶醫者易慣其術。而人得以徧覩也。乃於弘治六年之癸丑。

命內醫院都提調臣許琮芟其繁而精要之令簡而易印約而易習其增削簡繁揔自 睿裁賜方名醫門精要編才訖而琮逝更 命兵曹叅判臣權健吏曹叅議臣金諶詳加讎校未底于成而 成宗陟遐停校有年我主上殿下適追 先志遂命內醫院校定其編為五十卷分門為八十有七仍命臣用溉為跋臣竊惟人受陰陽五行之氣以為身有血脉經絡營衛以固其體而寒暑盪於外喜怒攻於內氣一失攝病生毫釐古之聖賢心在壽人念醫療之術辨其藥餌之宜纂其要而廣其方於是醫家者得業而述之是故身一而病百病

百而藥千。醫愈下而方愈多。自神農黃帝作方書內經以後。醫經世增。至漢時。纂者已一十八家。為卷凡四百九十有餘。後之述者更倍。世無扁倉之良。其名于世者。亦不過循方而定藥。百治而一瘉。猶不能徧熟其書。而跼於施為。況庸下乎。此醫門精要之所以撮要者也。書旣簡而易印。則將廣布遠宣。人無有不覩。醫無有不慣。庶見疲癃殘疾。皆得以為全人。而民無扎瘥之夭。世躋仁壽之域。聖上繼述孝思之餘。恩舉一國後世。而咸蒙其休者。其亦由是而益遠矣。維弘治十七年甲子四月日。嘉善大夫禮曹參判臣申用溉。拜手稽首謹跋。

9. 東醫寶鑑

📖 서지 사항

이 책은 宣祖 29년(1596)에 太醫 허준(許浚)이 왕명을 받아 儒醫 정작(鄭碏), 太醫 양예수(楊禮壽) 등과 함께 局을 설치하고 編纂을 시작하여, 光海君 2년(1610)에 그 일을 마쳐서 光海君 5년(1613) 內醫院에서 刊行한 醫書이며, 모두 25권 25책으로 되어 있다. 本書는 世宗 때에 編纂된 『향약집성방(鄕藥集成方)』에 비하여 그 編制가 매우 체계적일 뿐만 아니라, 그 내용이 『內經』을 근간으로 하고 중국의 金元代 醫學을 대폭 수용한 것이 특징이다. 금원대 의학에서는 특히 李東垣, 朱丹溪의 의학이 주종을 이루는데, 이 두 사람의 의학사상은 질병의 원인을 사람의 밖에서 찾지 않고 바로 사람 속에서 찾으려 하였다. 즉 질병을 사람 중심으로 생각한 것이다. 이러한 사상(思想)을 받아들였으므로 『동의보감』에서는 그 체계가 다른 책과는 달리 「내경편(內景篇)」, 「외형편(外形篇)」 등 앞부분에서 먼저 인체에 관하여 논술하고 그 보양법과 치료법을 밝혔다. 편찬내용은 「내경(內景)」, 「외형(外形)」, 「잡병(雜病)」, 「탕액(湯液)」, 「침구(鍼灸)」 등 5대 강목으로 나누어져 있는데, 각 강(綱)이 유(類)에 따라 항(項)을 열기(列記)하였으며, 각 항(項)의 유(類)를 다시 목(目)으로 나누고 각 항목의 다음에는 그 항(項)에 해당하는 병론(病論)과 방론(方論)을 빠짐없이 채록(採錄)하였고, 그 출전(出典)을 밝혔는데, 각 病症에 관한 古今의 治方을 일목요연하게 알 수 있게 하였고, 곳에 따라서는 속방(俗方)이나 자기의 경험방(經驗方)을 쓰기도 하였다.

✍ 관련 연구

권학철. 『東醫寶鑑』을 통한 許浚의 醫學思想에 關한 考察. 경희대학교 박사학위논문. 1992.

김길수, 구병수. 『東醫寶鑑』에 나타난 氣功에 대한 考察. 동의신경정신과학회지 9(2). 1998.

김남일. 『東醫寶鑑』을 통해 살펴본 허준의 의역사상. 韓國醫史學會誌 12(2). 1999.

김락필. 『東醫寶鑑』의 道敎的 성격. 과학과 철학 제2집. 통나무. 1991.

성호준. 『東醫寶鑑』 성립의 儒學的 배경. 韓國醫史學會誌 14(2). 2001.

성호준. 『東醫寶鑑』의 철학적 연구: 儒學과 道敎 사상을 중심으로. 성균관대학교 박사학위논문. 2001.

손홍렬. 『東醫寶鑑』 編纂의 歷史的 背景. 구암학보 1. 1991.

송태원, 임준규. 『東醫寶鑑』에 收錄된 養生中 導引法에 關한 硏究. 구암학보 4. 1996.

신동원, 김남주, 허정. 『東醫寶鑑』의 歷代醫方은 과연 引用文獻을 적은 것인가? 한국보건사학회지 3(1). 1995.

안춘근. 『東醫寶鑑』의 書誌學的 考察(東洋醫學의 經典). 구암학보 1. 1991.

이이화. 朝鮮時代 醫員의 地位: 龜巖 許浚의 경우와 關聯하여. 구암학보 1. 1991.

이주혜. 『東醫寶鑑』 傷寒 중 太陽病에 대한 考察. 상지대학교 석사학위논문. 2001.

전병훈, 정우열. 『東醫寶鑑』 등에 나타난 道敎思想과 人體生命觀. 한국전통의학지 7(2). 1997.

정우열. 『東醫寶鑑』의 身形藏府圖와 許浚의 醫學思想. 구암학보 4. 1996.

序文

醫者雅言軒岐[1]，軒岐上窮天紀，下極人理，宜不屑乎記述，而猶且說問著難，垂法後世，則醫之有書，厥惟遠哉，上自倉越[2]，下逮劉張朱李[3]，百家繼起，論說紛然，剽竊緖餘，爭立門戶，書益多而術益晦，其與靈樞本旨，不相逕庭[4]者鮮矣，世之庸醫，不解窮理，或倍[5]經訓而好自用，或泥故常而不知變，眩於裁擇，失其關鍵，求以活人而殺人者多矣．我宣宗大王[6]，以理身之法，推濟衆之仁，留心醫學，軫念[7]民瘼，嘗於丙申年間[8]，召太醫臣許浚敎曰，近見中朝方書，皆是抄集，庸瑣 不足觀，爾宜裒聚[9]諸方，輯成一書．且人之疾病，皆生於不善調攝，修養爲先，藥石次之，諸方浩繁，務擇其要．窮村僻巷，無醫藥而夭折者多，我國鄕藥多産，而人不能知，爾宜分類，並書鄕名，使民易知，浚退，與儒醫鄭碏，太醫楊禮壽，金應鐸，李命源，鄭禮男等，設局撰集，略成肯綮[10]，値丁酉之亂，諸醫星散，事遂寢．厥後，先王又敎許浚，獨爲撰成，仍出內藏方書五百卷，以資考據，撰未半而龍馭賓天[11]．至聖上卽位之三

---

1) 雅言軒岐: 雅는 '항상', '자주'라는 뜻이며, '軒岐'는 軒轅과 岐伯을 말함.

2) 倉越: 倉公 淳于意와 越人 扁鵲을 말함.

3) 劉張朱李: 金元四大家인 河間 劉完素, 子和 張從政, 丹溪 朱震亨, 東垣 李杲를 말함.

4) 逕庭: '逕'은 좁은 길이나 지름길을 말하며 '庭'은 집안의 넓은 뜰을 말한다. 전하여 좁은 길과 넓은 뜰이 차이가 많은 것처럼 '서로 차이가 크게 남'을 뜻함.

5) 倍: '背'字와 같은 뜻으로, '어기다', '등지다'는 뜻임.

6) 我宣宗大王: 이정구(李廷龜)의 문집 『월사집(月沙集)』에 수록된 『동의보감(東醫寶鑑)』 序文에는 '我宣宗大王'이 '我昭敬大王'으로 되어 있다.

7) 軫念: 임금이 백성을 염려하는 마음으로, 신금(宸襟), 신려(宸慮)도 같은 뜻임.

8) 丙申年間: 朝鮮 先祖 29年(1596)에 해당함.

9) 裒聚: '이것저것 많이 모으다'는 뜻임.

10) 肯綮: '肯'은 뼈에 붙은 살을 말하고 '綮'은 뼈와 살이 붙는 곳을 말한다. 『莊子・養生主』에 나오는 말로, 옛날 요리의 명수가 소를 각뜰 때, 긍경을 잘 가려 칼질했다는 고사에서 '사물의 가장 요긴한 곳'을 이르는 말임.

11) 龍馭賓天: '龍馭'는 용이 모는 수레라는 뜻으로 임금의 수레를 가리킨다. 이는 황제가 용

年庚戌，浚始卒業而投進，目之曰東醫寶鑑，書凡二十五卷．上覽而嘉之，下敎曰陽平君許浚，曾在先朝，特承撰集醫方之命，積年覃思，至於竄謫流離[12]之中，不廢其功，今乃編帙以進，仍念先王命撰之書，告成於寡昧嗣服[13]之後，予不勝悲感，其賜浚太僕馬一匹，以酬其勞，速令內醫院，設廳鋟梓，廣布中外，且命提調臣廷龜，撰序文，弁之卷首，臣竊念，太和一散，六氣不調，癃殘扎瘥，迭爲民災，則爲之醫藥，以濟其夭死，是實帝王仁政之先務．然術非書則不載，書非擇則不精，採不博則理不明，傳不廣則惠不布．是書也，該括[14]古今，折衷群言，探本窮源，挈綱提要，詳而不至於蔓，約而無所不包，始自內景外形，分爲雜病諸方，以至脉訣症論，藥性治法，攝養要義，鍼石諸規，靡不畢具，井井不紊，卽病者雖千百其候，而補瀉緩急，泛應曲當[15]，蓋不必遠稽古籍，近搜旁門，惟當按類尋方，層見疊出，對證投劑，如符左契[16]，信醫家之寶鑑，濟世之良法也．是皆先王指授之妙筭，而我聖上繼述之盛意，則其仁民愛物之德，利用厚生之道，前後一揆，而中和位育之治[17]，亶在於是．語曰，仁人之用心，其利博哉，豈不信然矣乎．

을 타고 승천하였다는 고사에서 나온 말로, 임금의 죽음을 뜻함. 1607年 선조(先祖)가 昇遐한 때를 말함.

12) 竄謫流離: '竄謫'은 귀양살이를 말하며, '流離'는 유배생활을 말함.

13) 寡昧嗣服: '寡昧'는 德이 부족하고 愚昧한 사람이라는 뜻이며, '嗣服'은 先王의 일을 이어 받았다는 뜻임.

14) 該括: 모두 갖추어서 묶어 놓았다는 뜻임.

15) 泛應曲當: 두루 빠짐없이 적응할 수 있고 구석구석 해당하게 할 수 있다는 뜻으로, 그 쓰임새가 매우 넓음을 뜻함.

16) 左契: 부절을 두 쪽으로 나누어 하나는 자신이 가지고 다른 하나는 상대방이 가지고 있다가, 때가 되면 상대방인지를 확인하는 절차로 서로 맞추어 보던 것으로, 오른쪽 부절이 왼쪽 부절과 딱 맞아떨어짐을 뜻함.

17) 中和位育之治: 『中庸』의 "致中和, 天地位焉, 萬物育焉"에서 따온 말. 性情을 어느 한쪽으로 치우치지 않고 똑바르게 하여 德性이 中庸의 道를 잃지 않은 상태를 극진히 함으로써 天地가 바르게 자리하고, 萬物이 잘 길러지도록 하는 것이 中庸의 道인데, 임금이 이러한 정치를 베풀어야 한다는 뜻임.

萬曆三十九年, 辛亥孟夏[18], 崇祿大夫 行[19]吏曹判書 兼弘文館 大提學 藝文館 大提學 知經筵 春秋館 成均館事 世子左賓客 臣李廷龜 奉敎謹序.

萬曆四十一年[20] 十一月 日 內醫院 奉敎刊行.

監校官 通訓大夫 行內醫院直長 臣李希憲

通訓大夫 行內醫院副奉事 臣尹知微.

集例

臣謹按人身內有五藏六府, 外有筋骨肌肉血脉皮膚, 以成其形, 而精氣神, 又爲藏府百體之主, 故道家之三要[21], 釋氏之四大[22], 皆謂此也. 黃庭經有內景之文, 醫書亦有內外境象之圖, 道家以淸靜修養爲本, 醫門以藥餌針灸爲治, 是道得其精, 醫得其粗也. 今此書, 先以內景精氣神藏府爲內篇, 次取外境頭面手足筋脉骨肉爲外篇, 又採五運六氣, 四象三法[23], 內傷外感, 諸病之證, 列爲雜篇, 末著湯液針灸, 以盡其變, 使病人開卷目擊, 則虛實輕重, 吉凶死生之

---

18) 萬曆三十九年, 辛亥孟夏: 朝鮮 光海君 3年(1611)에 해당함. 이정구(李廷龜)의 문집 『월사집(月沙集)』에 수록된 『동의보감(東醫寶鑑)』 序文에는 "萬曆辛亥孟夏"로만 되어 있어 '三十九年' 四字가 없음.

19) 行: 行職을 뜻하는 단어로, 품계가 높은 사람이 자신의 품계보다 더 낮은 직급의 일을 수행할 때 씀. 예를 들면 숭록대부(崇祿大夫)는 종1품에 해당하는 품계인데 종1품이면서 정2품에 해당하는 이조판서(吏曹判書)와 홍문관 대제학(弘文館大提學) 등에 제수되어 수행한다는 뜻. 이와 반대로 낮은 품계로 높은 품계의 관직을 수행할 때는 '守'字를 써서 나타냄.

20) 萬曆四十一年: 光海君 五年(1613)임.

21) 三要: 도가(道家)에서 중요하게 여기는 세 가지 정(精)・기(氣)・신(神)을 말함.

22) 四大: 불가(佛家)에서 중요하게 여기는 네 가지 지(地)・수(水)・화(火)・풍(風)을 말함.

23) 四象三法: 사상(四象)은 진단하는 네 가지 방법, 즉 망진(望診)・문진(聞診)・문진(問診)・절진(切診)을 말하며, 삼법(三法)은 치료하는 세 가지 방법, 즉 한법(汗法)・도법(吐法)・하법(下法)을 말함.

兆，明若水鏡[24)]，庶無妄治夭折之患矣．古人藥方所入之材，兩數太多，卒[25)]難備用，局方一劑之數尤多，貧寒之家，何以辦此．得效方醫學正傳，皆以五錢爲率，甚爲鹵莽[26)]．蓋一方只四五種，則五錢可矣，而至於二三十種之藥，則一材僅入一二分，性味微小，焉[27)]能責效．惟近來古今醫鑑萬病回春之藥，一貼七八錢，或至一兩，藥味全而多寡適中，合於今人之氣稟，故今者悉從此法，皆折作一貼，庶使劑用之便易云．古人云，欲學醫，先讀本草，以知藥性，但本草浩繁，諸家議論不一，而今人不識之材居其半，當撮取方今行用者，只載神農本經，及日華子註，東垣丹溪要語，且書唐藥鄕藥，鄕藥則書鄕名與産地，及採取時月，陰陽乾正之法，可易備用而無遠求難得之弊矣．王節齋[28)]有言曰，東垣北醫也，羅謙甫[29)]傳其法，以聞於江浙，丹溪南醫也，劉宗厚[30)]世其學，以鳴

24) 明若水鏡: 일의 형세가 환하게 알 수 있는 것이 마치 잔잔한 수면이나 깨끗한 거울에 사물이 훤히 비치는 것과 같다는 뜻임.

25) 卒: 마침내, 끝내.

26) 鹵莽: '鹵'는 소금기가 많아서 농작물을 경작할 수 없는 개펄이나 황무지를 말하며, '莽'은 잡초나 덤불을 말하여, 아주 보잘것없는 것을 일컫는데, 전하여 경솔하여 주의가 부족하거나, 일이 거칠고 서투르거나, 분명하지 않은 일 등을 뜻함.

27) 焉: 어찌.

28) 王節齋: 15세기 중엽~16세기 초 중국 명나라 때의 관리 겸 의학자로서 이름은 왕륜(王綸)이다. 字는 여언(汝言)이며 절재(節齋)는 그의 호이다. 부친의 병으로 인하여 의학을 배웠고, 成化 20년(일설에는 弘治 연간) 진사에 급제하여 우부도어사(右副都御史)의 관직에 이르렀고, 78세까지 살았다. 그는 고대 본초(本草)와 장결고(張潔古), 이동원(李東垣), 주진형(朱震亨) 등 명의들의 저술에 근거하여 이를 첨삭하여 『본초집요(本草集要)』를 편찬하였다. 또 주진형, 이동원의 학설을 결합하고, 자기의 경험을 첨가하여 『명의잡저(明醫雜著)』를 편찬(1502)하였는데, 그의 저술은 설기(薛己) 등에게 많은 영향을 끼쳤다.

29) 羅謙甫: 중국 원나라 때의 의학자 나천익(羅天益)을 가리키는데, 겸보(謙甫)는 그의 字이며, 진정(眞定; 지금의 河北省 正定) 사람이다. 금나라 이고(李杲)의 제자로서 의학에 조예가 매우 깊었다. 그는 이고의 학설을 계승하고, 여러 학자들의 학설을 모으고, 자기의 경험 양방(良方)을 결합하여 험안(驗案)을 붙여 『위생보감(衛生寶鑑)』을 찬집하였다. 또한 『내경유편(內經類編)』 등의 저서가 있다.

30) 劉宗厚: 중국 명나라 때의 의학자 유순(劉純)을 가리키는데, 종후(宗厚; 일설로는 景厚)는 그의 字이다. 의학에 정통하였으며 『소문(素問)』과 『상한론(傷寒論)』을 바탕으로 후세의

於陝西云，則醫有南北之名尙矣．我國僻在東方，醫藥之道，不絶如線，則我國之醫，亦可謂之東醫也．鑑者，明照萬物，莫逃其形，是以元時羅謙甫，有衛生寶鑑，本朝龔信，有古今醫鑑，皆以鑑爲名，意存乎此也，今是書披卷一覽，吉凶輕重，皎如明鏡，故遂以東醫寶鑑名之者，慕古人之遺意云．

孫眞人[31]曰，天地之內，以人爲貴，頭圓象天，足方象地，天有四時，人有四肢，天有五行，人有五藏，天有六極，人有六府，天有八風，人有八節，天有九星，人有九竅，天有十二時，人有十二經脉，天有二十四氣，人有二十四兪，天有三百六十五度，人有三百六十五骨節，天有日月，人有眼目，天有晝夜，人有寤寐，天有雷電，人有喜怒，天有雨露，人有涕泣，天有陰陽，人有寒熱，地有泉水，人有血脉，地有草木，人有毛髮，地有金石，人有牙齒，皆稟四大五常，假合成形．

朱丹溪曰，凡人之形，長不及短，大不及小，肥不及瘦，人之色，白不及黑，嫩不及蒼，薄不及厚，而況肥人濕多，瘦人火多，白者肺氣虛，黑者腎氣足，形色旣殊，藏府亦異，外證雖同，治法逈[32]別．

방치(方治)를 보충하여 『상한치례(傷寒治例)』를 편성하였다. 또한 명나라 의학자 서용성(徐用誠;彦純)의 『의학절충(醫學折衷)』을 증보하여 『옥기미의(玉機微義)』라 개명하였고, 이 밖에도 『의경소학(醫經小學)』 등의 책을 선집(選輯)하였다.

31) 孫眞人: 일반적으로는 중국 당나라의 의사 손사막(孫思邈)을 가리킨다. 하지만 여기에 수록된 내용은 손사막(孫思邈)의 저서에서 동일한 문장을 찾을 수 없었다. 『영추(靈樞)』나 손사막(孫思邈)의 저서 『비급천금요방(備急千金要方)』에서 비슷한 문장을 찾아볼 수 있으나, 원문과 많이 달라서 아마도 허준(許浚) 자신의 생각을 손진인(孫眞人)이라는 인물을 빌려 언급했으리라 추측해 볼 수 있다. 정확한 출전이나 근거는 좀 더 연구되어야 할 것이다.

32) 逈: 멀 형.

【胎孕之始】

聖惠方[33]曰，天地之精氣，化萬物之形，父之精氣爲魂，母之精氣爲魄，一月懷其胎如酪，二月成其果，而果李相似，三月有形像，四月男女分，五月筋骨成，六月鬢髮生，七月遊其魂，而能動右手，八月遊其魄，而能動左手，九月三轉身，十月滿足，母子分解，其中有延月而生者，富貴而壽，有月不足者，貧賤而夭 ○上陽子[34]曰，人初受氣也，九日而陰陽大定，四十九日而始胎，然後七日而一變，故滿三百有六日者，滿二百九十六日者，皆上器也，有二百八十六日者，二百六十六日者，中器也，有二百五十六日者，二百四十六日者，下器也．蓋天干甲必合己而方生，地支丑必合子而方育，自非天地合德，則人必不生也，故云九月神布氣滿而胎完，亦云十月懷胎也．此天地之德，合於氣而後生也．

---

33) 여기에 인용된 문장과 비슷한 내용이 『태평성혜방(太平聖惠方)』 卷七十六과 卷八十二에 나오기는 하지만 내용이 일치하지는 않는다. 卷七十六 「妊娠逐月十二經脈養胎將息愼護法」에서는 "一月結胚，二月始膏，三月始胎，四月形體成，五月能動，六月筋骨立，七月毛髮生，八月臟腑具，九月五穀入胃，十月諸神備，日滿卽生."이라 하였으며, 卷八十二 「小兒受氣法」에서는 "凡小兒受氣在娠，一月胚，二月胎，三月血脈，四月形體成，五月能動，六月筋骨立，七月毛髮生，八月臟腑具，九月穀氣入胃，十月百神備而生．生後十六日，目瞳子成，孩笑識人．百日任脈生，能反覆，一百八十日尻骨成，獨坐，二百十一日掌骨成，能匍匐，三百日臏骨成，能獨倚，三百六十日爲一朞，膝骨成，乃能行．此是定法，若有不依期者，必不平也."라 하였다.

34) 上陽子: 元代의 기공사 진치허(陳致虛)의 호이다. 그의 生卒年代는 미상이며, 字는 관오(觀吾)이다. 『주역참동계(周易參同契)』를 깊이 연구하여 저서로 『주역참동계분장주(周易參同契分章注)』, 『금단대요(金丹大要)』, 『상양자금단대요도(上陽子金丹大要圖)』, 『금단대요열선지(金丹大要列仙志)』, 『금단대요선파(金丹大要仙派)』 등이 있다.(출전: 『중국기공사전』).

【四大成形】

釋氏論曰[35], 地水火風, 和合成人, 筋骨肌肉, 皆屬乎地, 精血津液, 皆屬乎水, 呼吸溫煖, 皆屬乎火, 靈明活動[36], 皆屬乎風, 是以風止則氣絶, 火去則身冷, 水竭則無血, 土散則身裂 ○上陽子曰, 髮齒骨甲, 假之于地, 涕精血液, 假之于水, 溫煖燥熱, 假之于火, 靈明活動, 假之于風, 四大假合而生也, 地之盛也, 骨如金, 水之盛也, 精如玉, 火之盛也, 氣如雲, 風之盛也, 智如神.

【人氣盛衰】

靈樞經[37]曰, 黃帝問氣之盛衰. 岐伯對曰, 人生十歲, 五藏始定, 血氣始通, 眞氣在下, 故好走, 二十歲, 血氣始盛, 肌肉方長, 故好趨, 三十歲, 五藏大定, 肌肉堅固, 血脉盛滿, 故好步, 四十歲, 五藏六府, 十二經脉, 皆太盛以平定, 腠理始踈, 榮華頹落, 髮鬢斑白, 氣血平盛而不搖, 故好坐, 五十歲, 肝氣始衰, 肝葉始薄, 膽汁始減, 故目視不明, 六十歲, 心氣始衰, 喜憂悲, 血氣解墮, 故好臥, 七十歲, 脾氣虛, 故皮膚枯, 八十歲, 肺氣衰, 魄離, 故言善誤, 九十歲, 腎氣焦, 四藏經脉空虛, 百歲, 五藏皆虛, 神氣乃去, 形骸獨居而終矣 ○素問[38]曰, 人年四十, 陰氣自半也, 起居衰矣, 年五十, 體重, 耳目不聰明矣, 年六十, 陰痿氣太衰, 九竅不利, 下虛上實, 涕泣俱出矣.

---

35) 『동의보감(東醫寶鑑)』을 통틀어 불교와 관계된 의학이론은 여기 한 군데에만 보임.

36) 靈明活動: 정신활동을 말함.

37) 『靈樞 · 天年』에 나옴.

38) 『素問 · 陰陽應象大論』에 나옴.

【壽夭之異】

素問[39]曰, 黃帝曰, 余聞上古之人, 春秋皆度[40]百歲, 而動作不衰, 今時之人, 年半百而動作皆衰者, 時世異耶. 人將失之耶, 岐伯對曰, 上古之人, 其知道者, 法於陰陽, 和於術數, 飮食有節, 起居有常, 不妄作勞, 故能形與神俱, 而盡終其天年, 度百歲乃去. 今時之人, 則不然, 以酒爲漿, 以妄爲常, 醉以入房, 以慾竭其精, 以耗散其眞, 不知持滿, 不時御神, 務快其心, 逆於生樂, 起居無節, 故半百而衰也 ○虞摶[41]曰, 人之壽夭, 各有天命存焉, 夫所謂天命者, 天地父母之元氣也, 父爲天, 母爲地, 父精母血, 盛衰不同, 故人之壽夭亦異, 其有生之初, 受氣之兩盛者, 當得上中之壽, 受氣之偏盛者, 當得中下之壽, 受氣之兩衰者, 能保養, 僅得下壽, 不然多夭折, 雖然或風寒暑濕之感於外, 飢飽勞役之傷乎內, 豈能一一盡乎所稟之元氣也, 故上古聖人, 嘗百草製醫藥, 乃欲扶植乎生民, 各得盡其天年也, 傳曰, 修身以竢命而已, 必須盡人事以副天意, 則凶者化吉, 亡者得存, 未嘗令人委之於天命也, 是故醫者, 可以通神明而權造化, 能使夭者壽, 而壽者仙, 醫道其可廢乎.

【人身猶一國】

抱朴子[42]曰, 一人之身, 一國之象也, 胷腹之位, 猶宮室也, 四肢之別, 猶郊

---

39) 『素問 · 上古天眞論』에 나옴.

40) 度: 渡也.

41) 虞摶: 중국 명나라 때의 의학자로서 자는 천민(天民)이고, 자호를 화계항덕노인(花溪恒德老人)이라 하였다. 浙江 義烏 사람이다. 집안이 대대로 의업을 이어 왔는데, 그도 가업을 계승하여 여러 학자의 저술을 연구하여 의술로 이름을 떨쳤다. 만년에 여러 학자의 학설을 종합하고 자신의 의견과 임상 경험을 곁들여 『의학정전(醫學正傳)』을 편찬하였다(1515년).

42) 이 내용은 『포박자(抱朴子) · 내편(內篇)』 卷第十八 「지진(地眞)」에 나온다. 그러나 『포박

境也, 骨節之分, 猶百官也, 神猶君也, 血猶臣也, 氣猶民也, 知治身則能治國矣. 夫愛其民, 所以安其國, 惜其氣, 所以全其身, 民散則國亡, 氣竭則身死, 死者不可生也, 亡者不可全也, 是以至人消未起之患, 治未病之疾, 醫之於無事之前, 不追於旣逝之後. 夫人難養而易危, 氣難淸而易濁, 故能審威德, 所以保社稷, 割嗜慾, 所以固血氣, 然後眞一[43]存焉, 三一[44]守焉, 百病却焉, 年壽延焉 O素問[45]曰, 心者君主之官, 神明出焉, 肺者相傳之官[46], 治節出焉, 肝者將軍之官, 謀慮出焉, 膽者中正之官, 決斷出焉, 膻中者臣使之官, 喜樂出焉, 脾胃者倉廩之官, 五味出焉, 大腸者傅導之官[47], 變化出焉, 小腸者受盛之官, 化物出焉, 腎者作强之官, 伎巧出焉, 三焦者決瀆之官, 水道出焉, 膀胱者州都之官, 津液藏焉, 氣化則能出矣. 凡此十二官者, 不得相失也, 故主[48]明則下安, 以此養生則壽, 沒世不殆, 以爲天下則大昌, 主不明則十二官危, 使道閉塞而不通, 形乃大傷, 以此養生則殃, 以爲天下者, 其宗[49]大危, 戒之戒之.

자(抱朴子)』 원문과는 모두 12군데나 다르게 되어 있으며, 오히려 손사막(孫思邈)의 『비급천금요방(備急千金要方)』 卷第二十七 「양성서(養性序)」에 고스란히 실려 있다. 그러므로 『抱朴子』에서 인용했다기보다는 『備急千金要方』에서 인용했다고 하는 게 더 옳을 것이다. 『東醫寶鑑』에 내용을 수록하면서 대부분 그 출전을 밝혀놓기는 했지만, 그 출전을 정확하게 밝히지 않은 사례가 종종 있어서 『東醫寶鑑』을 읽을 때 좀 더 주의를 기울여야 할 것이다.

43) 眞一: ① 기공(氣功) 연마로 의식활동을 온전히 하여 두 가지로 하지 않는다는 뜻, ② 신체의 陰陽 二氣를 합하여 하나로 한다는 뜻, ③ 호흡을 고르게 한다는 뜻.(『중국기공사전』).

44) 三一: ① 삼단전(三丹田)을 합하여 이르는 말. ② 정기신(精氣神)을 합하여 이르는 말. ③ 니환(泥丸), 강궁(絳宮), 단전(丹田)을 이르는 말.(『중국기공사전』).

45) 『素問 · 靈蘭秘典論』에 나옴.

46) 相傳之官: 『素問 · 靈蘭秘典論』에 근거하면 '相傅之官'이라야 맞음.

47) 傅導之官: 『素問 · 靈蘭秘典論』에 근거하면 '傳導之官'이라야 맞음.

48) 主: 군주(君主)에 해당하는 심(心)을 가리킨다.

49) 宗: 종묘사직(宗廟社稷)을 말함.

【丹田有三】[50]

仙經曰, 腦爲髓海, 上丹田, 心爲絳宮, 中丹田, 臍下三寸爲下丹田, 下丹田, 藏精之府也, 中丹田, 藏神之府也, 上丹田, 藏氣之府也 ○悟眞篇[51]註曰, 人之一身, 稟天地之秀氣而有生, 託陰陽, 陶鑄而成形, 故一身之中, 以精氣神爲主, 神生於氣, 氣生於精, 故修眞之士, 若執己身, 而修之無過, 煉治精氣神三物而已 ○邵康節[52]曰, 神統於心, 氣統於腎, 形統於首, 形氣交而神主乎其中, 三才之道也.

【背有三關】[53]

仙經曰, 背後有三關, 腦後曰玉枕關, 夾脊曰轆轤關, 水火之際曰尾閭關,

---

50) 이 내용과 관련하여 다음 두 논문, 한국도교사상연구총서 X 『도교의 한국적 변용』에 수록된 박병수(朴炳洙)의 논문 「조선시대 道教 精氣神論의 전개양상」(아세아문화사, 1996)과 『과학과 철학』(제2집)에 수록된 김락필(金洛必)의 논문 「東醫寶鑑의 道教的 성격」(통나무, 1991)을 추천함. 金洛必의 논문은 『구암학보(龜巖學報)』 제4호(龜巖學會, 1996)에도 같은 제목으로 수록되어 있음.

51) 悟眞篇: 북송의 기공가 장백단(張伯端, 984~1082)의 저서이다. 그는 字자 평숙(平叔), 또는 용성(用成)이라고도 하며, 號는 자양진인(紫陽眞人)인데, 天台人이다. 어려서 進士에 합격하였으며, 三教의 典籍과 刑法, 書算, 醫卜, 戰陳, 天文, 地理, 吉凶死生의 術에 能通하였다. 저서로 『오진편(悟眞篇)』이 있으며, 自序를 통해 1069년에 異人을 만나 금액환단결(金液還丹訣)을 전수받고 이름을 용성(用成)이라 고치고 號를 자양(紫陽)이라 하였다.(『중국기공사전』).

52) 邵康節: 송대 사람. 『황극경세서(皇極經世書)』를 지었음.

53) 「外形篇」 卷之二에도 「背有三關」 항목이 있는데, 수록된 내용은 다음과 같이 조금 차이가 있다. "問背後三關, 答曰, 腦後曰玉枕關, 夾脊曰轆轤關, 水火之際曰尾閭關, 乃精氣升降之道路也.〈正理〉 ○人之脊骨二十四節, 節之末名曰尾閭穴, 又名龍虎穴, 又名曹溪路, 又名三岔路, 又名河車路, 又名朝天嶺, 又名上天梯. ○尾閭穴之骨頭, 圓如潼金, 上

皆精氣升降往來之道路也，若得斗柄之機，斡運則上下循環，如天河之流轉也. ○翠虛篇[54]曰，採之煉之未片餉，一氣眇眇通三關，三關來往氣無窮，一道白脉朝泥丸，泥丸之上紫金鼎，鼎中一塊紫金團，化爲玉漿流入口，香甛清爽遍舌端. ○參同契註曰，人身氣血，往來循環于上下，晝夜不停，猶江河之水，東流至于海而不竭，殊不知名山大川孔穴，皆相通也，水由地中行，蓋循環相往來也，日月之行亦然.

【保養精氣神】

臞仙[55]曰，精者身之本，氣者神之主，形者神之宅也，故神太用則歇，精太用則竭，氣太勞則絶，是以人之生者神也，形之托者氣也，若氣衰則形耗而欲長生者，未之聞也. 夫有者因無而生焉，形者須神而立焉，有者無之舘，形者神之宅也，倘不全宅以安生，修身以養神，則不免於氣散歸空，遊魂爲變，方之於燭，燭盡則火不居，譬之於堤，堤壞則水不存矣. 夫魂者陽也，魄者陰也，神能服氣，形能食味，氣淸則神爽，形勞則氣濁，服氣者，千百不死，故身飛於

有九竅，內外相連，卽泥丸宮也. ○脊骨兩傍，三條逕路，上衝直至頂門泥丸宮，下降復至丹田，復連至尾閭穴. ○尾閭穴，乃下關也，從下至上十八節，乃中關也，泥丸宮爲上關，此三關也.〈正理〉"

54) 翠虛篇: 진남(陳楠)의 著作으로 「자정경(紫庭經)」, 「대도가(大道歌)」, 「나부취허음(羅浮翠虛吟)」, 「단기귀일론(丹基歸一論)」 등으로 나뉘어져 있으며, 7언이나 산문의 형식으로 내단(內丹) 연정화기(煉精化氣), 응신(凝神)하는 방법, 기를 연마하는 과정과 그 반응, 주의사항, 좋지 않은 수련방법 등에 대해 논술해 놓았다.

55) 臞仙: 明나라 주홍무(朱洪武) 황제의 16번째 아들 주권으로 영헌왕(寧獻王)에 봉해졌다. 그는 시문(詩文), 경사(經史), 의약(醫藥)에 능통하였다. 만년에 도학(道學)을 배워 스스로 구선(臞仙)이라 불렀으며, 현주도인(玄洲道人), 함허자(涵虛子)라고도 불렀다. 저술이 비교적 많아, 의학방면에는 『구선활인심법(臞仙活人心法)』, 『수역신방(壽域神方)』, 『건곤생의비온(乾坤生意秘蘊)』 등을 저술하였는데, 주로 섭생에 편중하며 道家的 색채가 농후하였다.

天, 食穀者, 千百皆死, 故形歸於地, 人之死也, 魂飛於天, 魄落於泉, 水火分散, 各歸本源, 生則同體, 死則相損, 飛沈各異, 稟之自然, 譬如一根之木, 以火焚之, 烟則上升, 灰則下沈, 亦自然之理也. 夫神明者, 生化之本, 精氣者, 萬物之體, 全其形則生, 養其精氣, 則性命長存矣.

【五藏藏七神】[56)]

內經[57)]曰, 五藏所藏, 心藏神, 肺藏魄, 肝藏魂, 脾藏意, 腎藏志. 又曰, 脾藏意與智, 腎藏精與志, 是謂七神[58)]. 註[59)]云, 神者, 精氣之化成也, 魄者, 精氣之匡佐也, 魂者, 神氣之輔弼也, 意者, 記而不忘者也, 志者, 專意而不移者也. O靈樞[60)]曰, 兩精相薄, 謂之神, 隨神往來, 謂之魂, 並精出入, 謂之魄, 心有所憶, 謂之意, 意之所存, 謂之志, 因慮而處物, 謂之智也.

【男女乳腎爲根本】[61)]

男子以腎爲重, 婦人以乳爲重, 上下不同, 而性命之根一也直指. O女人屬

---

56) 「內景篇」 卷之一 神門에 나옴.

57) 『素問 · 宣明五氣』에 나옴.

58) 七神: 이에 대한 내용은 『難經 · 三十四難』에 나옴. 『東醫寶鑑』에서는 『내경(內經)』에 나오는 것으로 인용하였지만, '칠신(七神)'이라는 명칭과 그 내용이 언급되는 것은 『난경(難經)』에서 비롯한다.

59) 『素問 · 宣明五氣』에 대한 왕빙(王冰)의 註를 말함.

60) 『靈樞 · 本神』에 나옴.

61) 「外形篇」 卷之三 乳門에 나옴.

陰, 陰極則必自下而上衝, 故乳房大而陰戶縮也. 男子屬陽, 陽極則必自上而下降, 故陰莖垂而乳頭縮也入門[62).

【神聖工巧】[63)

靈樞[64)曰, 望而知之, 謂之神, 聞而知之, 謂之聖, 問而知之, 謂之工, 切脉而知之, 謂之巧, 以內知之曰神, 以外知之曰聖, 神聖工巧, 謂之四象. ○神聖工巧, 何謂也, 曰望而知之者, 望見其五色, 以知其病也, 聞而知之者, 聞其五音, 以別其病也, 問而知之者, 問其所欲五味, 以知其病所起所在也, 切脉而知之者, 診其寸口, 視其虛實, 以知其病在何藏府也. 經曰, 以內知之曰神, 以外知之曰聖難經[65).

【診病之道】

內經[66)曰, 善診者, 察色按脉, 先別陰陽, 審淸濁而知部分, 視喘息, 聽音聲

---

62) 『醫學入門・臟腑條分』 命門門에 나옴. 원문은 "女人屬陰, 陰極則必自下而上衝, 故乳房大而陰戶縮也. 男子屬陽, 陽極則必自上而垂下, 故陰物垂而乳頭縮也."라고 되어 있어서 『동의보감』에서 한두 글자를 바꾸어 인용하였다.

63) 「雜病篇」 卷之一 審病門에 나옴.

64) 『靈樞』에는 여기에 인용된 내용이 나오지 않는다. 가장 유사한 내용을 찾는다면 「邪氣藏府病形」에 나오는 "見其色, 知其病, 命曰明. 按其脈, 知其病, 命曰神. 問其病, 知其處, 命曰工"이라는 문장을 들 수 있으나, 『東醫寶鑑』에서 말하는 것처럼 '사상(四象)'이라 하여 사진(四診)에 대한 내용을 통틀어 언급하지는 않았다. 사진(四診)을 신성공교(神聖工巧)로 언급하는 내용은 바로 다음에 나오는 『難經』을 출전으로 하는 내용이다.

65) 『難經・六十一難』에 나옴.

而知所苦. ○診病之道, 觀人勇怯, 骨肉皮膚, 能知其情, 以爲診法也.內經[67) ○五藏之象, 可以類推, 五藏相音, 可以意識, 五色微診, 可以目察, 能合脉色, 可以萬全.內經[68) ○切脉動靜, 而視精明, 察五色, 觀五藏有餘不足, 六府强弱, 形之盛衰, 以此參伍, 決死生之分. 精明, 穴名也, 在明堂左右, 兩目內眥也.內經[69) ○是故聲合五音, 色合五行, 脉合陰陽內經[70). ○色之與脉, 當參相應也難經[71).

【三不治六不治】

倉公有言曰, 病不肯服藥, 一死也, 信巫不信醫, 二死也, 輕身薄命, 不能將愼, 三死也.本草 ○扁鵲曰, 病有六不治, 驕恣不倫於理, 一不治也, 輕身重財, 二不治也, 衣食不能適, 三不治也, 陰陽幷, 藏氣不定, 四不治也, 形羸不能服藥, 五不治也, 信巫不信醫, 六不治也入門[72).

---

66) 『素問 · 陰陽應象大論』에 나옴.

67) 『素問 · 經脈別論』에 나옴.

68) 『素問 · 五藏生成』에 나옴.

69) 『素問 · 脈要精微論』에 나옴. "精明, 穴名也, 在明堂左右, 兩目內眥也"는 원문에 대해 왕빙(王冰)이 주해(註解)한 문장인데, 구분하지 않고 모두 『내경(內經)』 원문인 것처럼 인용되었다.

70) 『素問 · 脈要精微論』에 나옴.

71) 『難經 · 十三難』에 나옴.

72) 六不治 내용의 출전을 『입문(入門)』이라 하였는데, 이 내용은 『史記 · 扁鵲倉公列傳』에 수록된 내용임.

東醫寶鑑序

醫者雅言軒岐軒岐上窮天紀下極人理宜不屑於記述而猶且設問著難垂法後世則醫之有書厥惟遠哉上自倉越下逮劉張朱李百家繼起論說紛然剽竊緒餘爭立門戶書益多而術益晦其與靈樞本旨不相逕庭者鮮矣世之庸醫不解窮理或倍經訓而好自用或泥故常而不知變眩於裁擇失其關鍵求以活人而殺人者多矣我

宣宗大王以理身之法推濟衆之仁留心醫學軫念民瘼嘗於丙申年間

召太醫臣許浚
教曰近見
中朝方書皆是抄集庸瑣不足觀爾宜裒聚諸方輯
成一書且人之疾病皆生於不善調攝修養爲先
藥石次之諸方浩繁務擇其要窮村僻巷無醫藥
而夭折者多我國鄉藥多產而人不能知爾宜分
類並書鄉名使民易知浚退與儒醫鄭碏太醫楊
禮壽金應鐸李命源鄭禮男等設局撰集略成肯
綮值丁酉之亂諸醫星散事遂寢厥後
先王又教許浚獨爲撰成仍出內藏方書五百卷以資

考據撰未半而
龍馭賓天至
聖上即位之三年庚戌浚始卒業而投
進目之曰東醫寶鑑書凡二十五卷
上覽而嘉之下敎曰陽平君許浚曾在
先朝特承撰集醫方之
命積年覃思至於竄謫流離之中不廢其功今乃編帙
以進仍念
先王命撰之書告成於寡昧嗣服之後予不勝悲感其
賜浚太僕馬一匹以酬其勞速令內醫院設廳鋟

梓廣布中外且
命提調 臣 廷龜撰序文弁之卷首 臣 竊念太和一散
六氣不調癃殘札瘥迭爲民災則爲之醫藥以濟
其夭死是宗帝王仁政之先務然術非書則不載
書非擇則不精採不博則理不明傳不廣則惠不
布是書也該括古今折衷群言探本窮源挈綱提
要詳而不至於蔓約而無所不包始自內景外形
分爲雜病諸方以至脉訣症論藥性治法攝養要
義鍼石諸規靡不畢具井井不紊即病者雖千百
其候而補瀉緩急泛應曲當盖不必遠稽古籍近

搜旁門惟當按類尋方層見疊出對證投劑如符
左契信醫家之寶鑑濟世之良法也是皆
先王指授之妙筭而我
聖上繼述之盛意則其仁民愛物之德利用厚生之道
前後一揆而中和位育之治亶在於是語曰仁人
之用心其利博哉豈不信然矣乎萬曆三十九年
辛亥孟夏崇祿大夫行吏曹判書兼弘文館大提
學藝文館大提學知 經筵春秋館成均館事
世子左賓客臣李廷龜奉
教謹序

萬曆四十一年十一月 日內醫院奉 敎刊行

監校官通訓大夫行內醫院直長臣 李希憲

通訓大夫行內醫院副奉事臣 尹知微

東醫寶鑑內景篇卷之一

御醫忠勤貞亮扈 聖功臣崇祿大夫陽平君臣許浚奉 教撰

集例

臣謹按人身內有五藏六府外有筋骨肌肉血脉皮膚以成其形而精氣神又爲藏府百體之主故道家之三要釋氏之四大皆謂此也黃庭經有內景之文醫書亦有內外境象之圖道家以清靜修養爲本醫門以藥餌針灸爲治是道得其精醫得其粗也今此書先以內景精氣神藏府爲內篇次取外境頭面手足筋脉骨肉爲外篇又採五運六氣四象三法內傷外感諸病之證列爲雜篇末著湯液針灸以盡其變使病人開卷目擊則虛實輕重吉凶死生之兆明若水鏡庶無妄治夭折之患矣

古人藥方所入之材兩數太多卒難備用局方一劑之數尤多貧寒之家何以辦此得效方醫學正

傳皆以五錢爲率甚爲鹵莽蓋一方只四五種則五錢可矣而至於二三十種之藥則一材僅入一二分性味微小焉能責効惟近來古今醫鑑萬病回春之藥一貼七八錢或至一兩藥味全而多寡適中合於今人之氣稟故今者悉從此法皆折作一貼庶使劑用之便易云

古人云欲學醫先讀本草以知藥性但本草浩繁諸家議論不一而今人不識之材居其半當撮取方今行用者只載神農本經及日華子註東垣丹溪要語且書唐藥鄉藥鄉藥則書鄉名與產地及採取時月陰陽乾正之法可易備用而無遠求難得之弊矣

王節齋有言曰東垣北醫也羅謙甫傳其法以聞於江浙丹溪南醫也劉宗厚世其學以鳴於陝西云則醫有南北之名尚矣我國僻在東方醫藥之道不絕如線則我國之醫亦可謂之東醫也鑑者明照萬物莫逃其形是以元時羅謙甫有衛生寶鑑本朝龔信有古今醫鑑皆以鑑爲名意存乎此也今是書披卷一覽吉凶輕重皎如明鏡故遂以東醫寶鑑名之者慕古人之遺意云

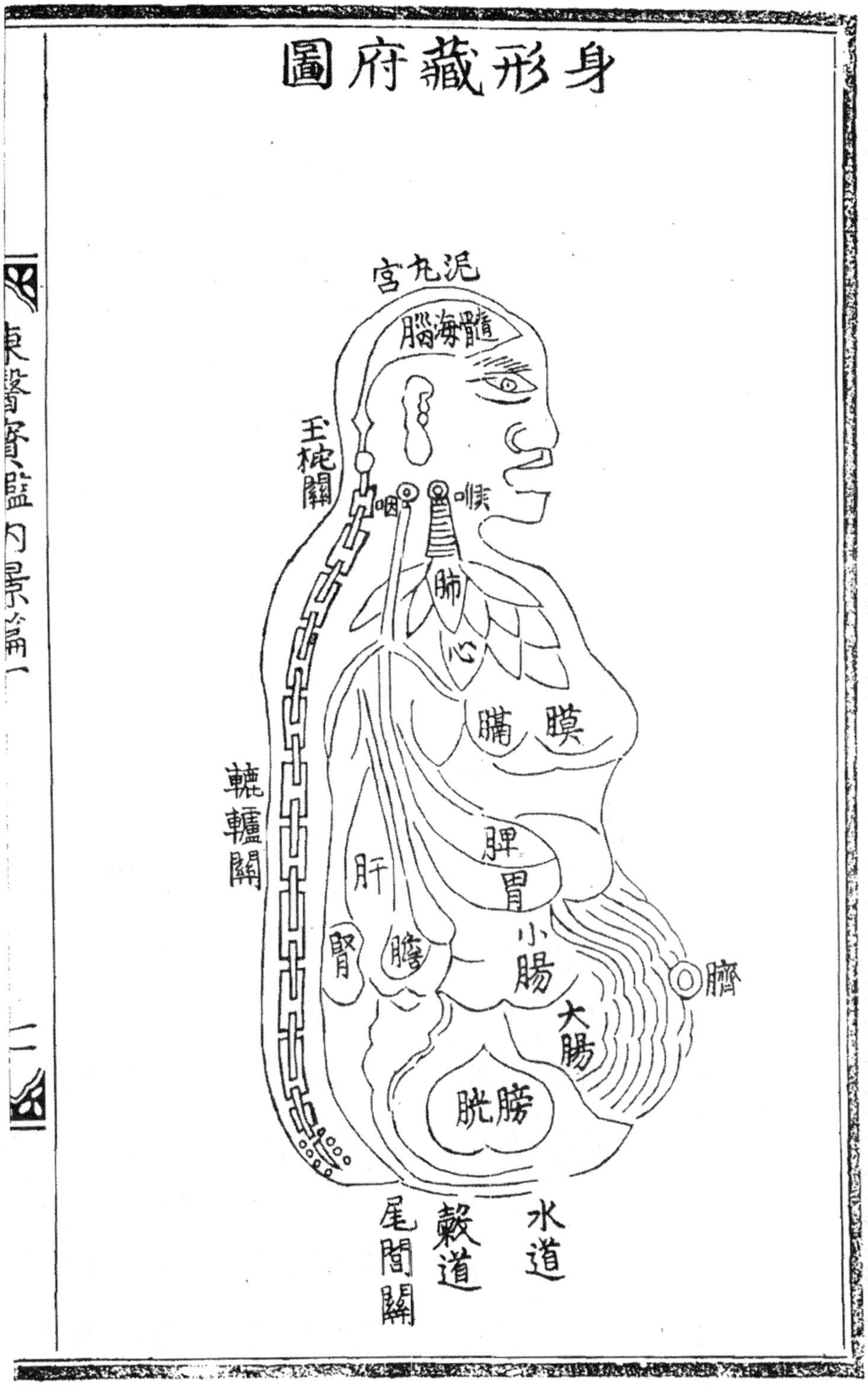
身形藏府圖
泥丸宮
髓海腦
玉枕關
咽
喉
肺
心
膈
膜
轆轤關
脾
胃
肝
腎
膽
小腸
大腸
臍
膀胱
尾閭關
穀道
水道
東醫寶鑑內景篇一
二

孫真人曰天地之內以人爲貴頭圓象天足方象地天有四時人有四肢天有五行人有五藏天有六極人有六府天有八風人有八節天有九星人有九竅天有十二時人有十二經脉天有二十四氣人有二十四俞天有三百六十五度人有三百六十五骨節天有日月人有眼目天有晝夜人有寤寐天有雷電人有喜怒天有雨露人有涕泣天有陰陽人有寒熱地有泉水人有血脉地有草木人有毛髮地有金石人有牙齒皆禀四大五常假合成形

朱丹溪曰凡人之形長不及短大不及小肥不及瘦人之色白不及黑嫩不及蒼薄不及厚而况肥人濕多瘦人火多白者肺氣虛黑者腎氣足形色旣殊藏府亦異外證雖同治法逈別

身形

形氣之始

乾鑿度云天形出乎乾有太易太初太始太素夫太易者未見氣也太初者氣之始也太始者形之始也太素者質之始也形氣已具而痾痾者瘵瘵者病病由是萌生焉人生從乎太易病從乎太素○參同契註曰形氣未具曰鴻濛具而未離曰混淪易曰易有太極是生兩儀易猶鴻濛也太極猶混淪也乾坤者太極之變也合之爲太極分之爲乾坤故合乾坤而言之謂之混淪分乾坤而言之謂之天地列子曰太初氣之始也太始形之始也亦類此

胎孕之始

聖惠方曰天地之精氣化萬物之形父之精氣爲魂母之精氣爲魄一月懷其胎如酪二月成其果而果李相似三月有形象四月男女分五月筋骨成六月鬢髮生七月遊其魂而能動右手八月遊其魄而能動左手九月三轉身十月滿足母子分解其中有延月而生者富貴而壽有月不足者貧賤而夭○上陽子曰人初受氣也九日而陰陽大定四十九日而始胎然後七日而一變

故滿三百有六日者滿二百九十六日者皆上器也有二百八十六日者二百六十六日者中器也有二百五十六日者二百四十六日者下器也盖天干甲必合己而方生地支丑必合子而方育自非天地合德則人必不生也故云九月神布氣滿而胎完亦云十月懷胎也此天地之德合於氣而後生也

四大成形

釋氏論曰地水火風和合成人筋骨肌肉皆屬乎地精血津液皆屬乎水呼吸溫煖皆屬乎火靈明活動皆屬乎風是以風止則氣絶火去則身冷水竭則無血土散則身裂○上陽子曰髮齒骨甲假之于地涕精血液假之于水溫煖燥熱假之于火靈明活動假之于風四大假合而生也地之盛也骨如金水之盛也精如玉火之盛也氣如雲風之盛也智如神

人氣盛衰

靈樞經曰黃帝問氣之盛衰岐伯對曰人生十歲五藏始定血氣始通真氣在下故好走二十歲血氣始盛肌肉方長故好趨三十歲五藏大定肌肉堅固血脉盛滿故好步四十歲五藏六

府十二經脈皆太盛以平定腠理始踈榮華頹落髮鬢斑白氣血平盛而不搖故好坐五十歲肝氣始衰肝葉始薄膽汁始減故目視不明六十歲心氣始衰善憂悲血氣解墮故好臥七十歲脾氣虛故皮膚枯八十歲肺氣衰魄離故言善誤九十歲腎氣焦四藏經脈空虛百歲五藏皆虛神氣乃去形骸獨居而終矣○素問曰人年四十陰氣自半也起居衰矣年五十體重耳目不聰明矣年六十陰痿氣太衰九竅不利下虛上實涕泣俱出矣

年老無子 素問曰黃帝曰人年老而無子者材力盡耶將天數然也歧伯對曰女子七歲腎氣盛齒更髮長二七而天癸至任脈通太衝脈盛月事以時下故有子三七腎氣平均故真牙生而長極四七筋骨堅髮長極身體盛壯五七陽明脈衰面始焦髮始墮六七三陽脈衰於上面皆焦髮始白七七任脈虛太衝脈衰少天癸竭地道不通故形壞而無子也丈夫八歲腎氣實髮長齒更二八腎氣盛天癸至精氣溢瀉陰陽和故能有子三八腎氣平均筋骨勁強故真牙生而長極四八筋骨隆盛

肌肉滿壯五八腎氣衰髮墮齒枯六八陽氣衰竭於上面焦髮鬢斑白七八肝氣衰筋不能動天癸竭精少腎藏衰形體皆極八八則齒髮去腎者主水受五藏六府之精而藏之故五藏盛乃能瀉今五藏皆衰筋骨解墮天癸盡矣故髮鬢白身體重行步不正而無子耳

壽夭之異

素問曰黃帝曰余聞上古之人春秋皆度百歲而動作不衰今時之人年半百而動作皆衰者時世異耶人將失之耶岐伯對曰上古之人其知道者法於陰陽和於術數飮食有節起居有常不妄作勞故能形與神俱而盡終其天年度百歲乃去今時之人則不然以酒爲漿以妄爲常醉以入房以慾竭其精以耗散其眞不知持滿不時御神務快其心逆於生樂起居無節故半百而衰也○虞摶曰人之壽夭各有天命存焉夫所謂天命者天地父母之元氣也父爲天母爲地父精母血盛衰不同故人之壽夭亦異其有生之初受氣之兩盛者當得上中之壽受氣之偏盛者當得中下之壽受氣之兩衰者能保養僅得下壽不然多夭折雖然或風寒暑濕之感於外飢飽勞役之傷

乎內豈能一一盡乎所禀之元氣也故上古聖人嘗百草製醫藥乃欲扶植乎生民各得盡其天年也傳曰修身以竢命而已必須盡人事以副天意則凶者化吉亡者得存未嘗令人委之於天命也是故醫者可以通神明而權造化能使夭者壽而壽者仙醫道其可廢乎

形氣定壽夭

靈樞經曰形與氣相任則壽不相任則夭皮與肉相果則壽不相果則夭血氣經絡勝形則壽不勝形則夭形充而皮膚緩者則壽形充而皮膚急者則夭形充而脉堅大者順也形充而脉小以弱者氣衰氣衰則危矣形充而顴不起者骨小骨小而夭矣形充而大肉䐃堅而有分者肉堅肉堅則壽矣形充而大肉無分理不堅者肉脆肉脆則夭矣○類纂曰穀氣勝元氣其人肥而不壽元氣勝穀氣其人瘦而壽○稟搏曰性急脉亦急性緩脉亦緩大抵脉緩而遲者多壽脉急而數者多夭內經曰根于中者命曰神機神去則機息蓋氣血者人身之神也脉急數者氣血易虧而神機易息故多夭脉遲緩者氣血和平而神機難損故多壽先哲論江海之潮則天地之呼吸晝夜

只二升二降而已人之呼吸晝夜一萬三千五百息故天地之壽攸久而無窮人之壽延者數亦不滿百也

人身猶一國

抱朴子曰一人之身一國之象也胸腹之位猶宮室也四肢之別猶郊境也骨節之分猶百官也神猶君也血猶臣也氣猶民也知治身則能治國矣夫愛其民所以安其國惜其氣所以全其身民散則國亡氣竭則身死死者不可生也亡者不可全也是以至人消未起之患治未病之疾醫之於無事之前不追於既逝之後夫人難養而易危氣難清而易濁故能審威德所以保社稷割嗜慾所以固血氣然後真一存焉三一守焉百病却焉年壽延焉○素問曰心者君主之官神明出焉肺者相傳之官治節出焉肝者將軍之官謀慮出焉膽者中正之官決斷出焉膻中者臣使之官喜樂出焉脾胃者倉廩之官五味出焉大腸者傳導之官變化出焉小腸者受盛之官化物出焉腎者作強之官伎巧出焉三焦者決瀆之官水道出焉膀胱者州都之官津液藏焉氣化則能出

矣凡此十二官者不得相失也故主明則下安以此養生則壽沒世不殆以為天下則大昌主不明則十二官危使道閉塞而不通形乃大傷以此養生則殃以為天下者其宗大危戒之戒之

丹田有三

仙經曰腦為髓海上丹田心為絳宮中丹田臍下三寸為下丹田下丹田藏精之府也中丹田藏神之府也上丹田藏氣之府也○悟真篇註曰人之一身稟天地之秀氣而有生託陰陽陶鑄而成形故一身之中以精氣神為主神生於氣氣生於精故修真之士若執已身而修之無過於煉治精氣神三物而已○邵康節曰神統於心氣統於腎形統於首形氣交而神主乎其中三才之道也

背有三關

仙經曰背後有三關腦後曰玉枕關夾脊曰轆轤關水火之際曰尾閭關皆精氣升降往來之道路也若得斗柄之機斡運則上下循環如天河之流轉也○翠虛篇曰採之煉之未片餉一氣眇眇通三關三關來往氣無窮一道白脈朝泥丸泥丸之上紫金鼎鼎中一塊紫金團化為玉漿

流入口香甜淸爽遍舌端○參同契註曰人身氣血往來循環于上下晝夜不停猶江河之水東流至于海而不竭殊不知名山大川孔穴皆相通也水由地中行蓋循環往來也日月之行亦然

保養精氣神

臞仙曰精者身之本氣者神之主形者神之宅也故神太用則歇精太用則竭氣太勞則絶是以人之生者神也形之托者氣也若氣衰則形耗而欲長生者未之聞也夫有者因無而生焉形者須神而立焉有者無之館形者神之宅也倘不全宅以安生修身以養神則不免於氣散歸空遊魂爲變方之於燭燭盡則火不居譬之於堤堤壞則水不存矣夫魂者陽也魄者陰也神能服氣形能食味氣淸則神爽形勞則氣濁服氣者千百不死故身飛於天食穀者千百皆死故形歸於地人之死也魂飛於天魄落於泉水火分散各歸本源生則同體死則相捐飛沉各異禀之自然譬如一根之木以火焚之烟則上升灰則下沉亦自然之理也夫神明者生化之本精氣者萬物之體全其形則生養其精氣則性命長存矣

心主乃一身之君萬神爲之聽命焉故能虛靈知覺千變萬化

五藏藏七神

內經曰五藏所藏心藏神肺藏魄肝藏魂脾藏意腎藏志又曰脾藏意與智腎藏精與志是謂七神註云神者精氣之化成也魄者精氣之匡佐也魂者神氣之輔弼也意者記而不忘者也志者專意而不移者也○靈樞曰兩精相薄謂之神隨神往來謂之魂並精出入謂之魄心有所憶謂之意意之所存謂之志因慮而處物謂之智也

藏氣絕則神見於外

一士人喜觀書忘食一日有紫衣人立於前曰公不可苦思思則我死矣問其何人曰我穀神也於是絕思而食如故矣(誕壽)○無錫游氏子以酒色得疾常見兩女子衣服鮮麗冉冉至腰而沒醫曰此腎神也腎絕則神不守舍故見於外也(醫說)

脈法

七情傷脈喜則脈散怒則脈促(一作激)憂則脈澁思則脈沉(一作結)悲則脈結(一作緊)驚則脈顫(一作動)恐則脈沉(一作濡)○喜傷心則脈虛思傷脾則脈結憂傷肺則脈澁怒傷肝則脈濡恐傷腎則脈沉驚傷膽則

結胷身黃取涌泉䐗○結胷灸法巴豆十粒去皮研細黃連末一錢右以津唾和成餅塡臍中以艾灸其上腹中有聲其病去矣不拘壯數病去爲度灸了溫湯浸手帕拭之恐生瘡䐗○一切心腹胷脇腰背苦痛川椒爲細末醋和爲餅貼痛處用熟艾鋪餅上發火燒艾痛卽止醫鑑

乳

乳間度數

兩乳之間廣九寸半靈樞

男女乳腎爲根本

男子以腎爲重婦人以乳爲重上下不同而性命之根一也攝○女人屬陰陰極則必自下而上衝故乳房大而陰戶縮也男子屬陽陽極則必自上而下降故陰莖垂而乳頭縮也入門

産後乳汁不行有二

乳汁不行有二種有氣血盛而壅閉不行者有氣血弱而枯涸不行者虛當補之實當踈之踈用通草漏蘆土瓜輩補用鍾乳粉猪蹄鯽魚之類醫○累經産而無乳者

氣升降則有逆從勝復之差凡不合於德化政令者則爲變眚皆能病人故謂之時氣也正理○一歲之中病證相同者五運六氣所爲之病也綱目

審病

神聖工巧

靈樞曰望而知之謂之神聞而知之謂之聖問而知之謂之工切脉而知之謂之巧以內知之曰神以外知之曰聖神聖工巧謂之四象○神聖工巧何謂也曰望而知之者望見其五色以知其病也聞而知之者聞其五音以別其病也問而知之者問其所欲五味以知其病所起所在也切脉而知之者診其寸口視其虛實以知其病在何藏府也經曰以內知之曰神以外知之曰聖綱目

診病之道

內經曰善診者察色按脉先別陰陽審清濁而知部分視喘息聽音聲而知所苦○診病之道觀人勇怯骨肉皮膚能知其情以爲診法也綱目○五藏之象可以類推五藏相音可以意識五色微診可以目察能合脉色可以萬全綱目○切脉動靜而視精明察五色觀五藏有餘不足六府強

弱形之盛衰以此參伍決死生之分精明穴名也在明堂左右兩目內眥也綱目○是故聲合五音色合五行脉合陰陽綱目○色之與脉當參相應也難經

明堂察色

雷公問曰五色獨決于明堂小子未知其所謂也黃帝曰明堂者鼻也闕者眉間也庭者顔也卽額蕃者頰側也蔽者耳門也其間欲方大去之十步皆見于外如是者壽必中百歲靈樞○庭者額中也闕中者兩眉之間也下極者兩目之間也直下者兩鼻而下也方者鼻隧也面王者鼻柱之端也靈樞○自額而下闕上屬首咽喉之部分也自闕中循鼻而下鼻端屬肺心肝脾腎五藏之部分也自目內眥挾鼻而下至承漿欲屬膽胃大小腸膀胱六府之部分也自顴而下頰則屬肩臂手之部分也自牙車而斜下頤屬股膝脛足之部分也綱目○額爲心之部鼻爲脾之部左頰肝之部右頰肺之部頤爲腎之部入門○五藏六部固盡有部視其五色黃赤爲熱白爲寒青黑爲痛此所謂視而可見者也綱目○明堂之色沉濁爲內浮澤爲外黃赤爲風青黑爲痛白爲寒黃而膏潤爲膿赤甚

攣暴樂暴苦始樂後苦皆傷精氣精氣竭絶形體毁沮

寒熱傷形氣 內經曰寒傷形熱傷氣氣傷痛形傷腫故先痛而後腫者氣傷形也先腫而後痛者形傷氣也註曰氣傷則熱結於肉分故痛形傷則寒薄於皮膚故腫也○喜怒傷氣寒暑傷形 綱目

求屬法 黃帝曰有病熱者寒之而熱有病寒者熱之而寒二者皆在新病復起奈何岐伯對曰諸寒之而熱者取之陰熱之而寒者取之陽所謂求其屬也註曰言益火之源以消陰翳壯水之主以鎭陽光故曰求其屬也 綱目

療病式 欲療病先察其源先候病機五藏未虛六府未竭血脉未亂精神未散服藥必活若病已成可得半愈病勢已過命將難痊 本草

三不治六不治 倉公有言曰病不肯服藥一死也信巫不信醫二死也輕身薄命不能將愼三死也 本草 ○扁鵲曰病有六不治驕恣不倫於理一不治也輕身重財二不治也衣食不能適三不治

也陰陽并藏氣不定四不治也形羸不能服藥五不治也信巫不信醫六不治也門

醫貴三世

論語云人而無恒不可以作巫醫明此二法不可以權餙妄造所以醫不三世不服其藥九折臂者乃成良醫蓋謂學功須深故也韓

四時生病

靈樞曰冬傷於寒春生癉熱春傷於風夏生飱泄腸澼夏傷於暑秋生痎瘧秋傷於濕冬生咳嗽○內經曰春傷於風夏生飱泄夏傷於暑秋爲痎瘧秋傷於濕冬生咳嗽冬傷於寒春必病溫○又曰春傷於風邪氣留連乃爲洞泄夏傷於暑秋爲痎瘧秋傷於濕上逆而咳發爲痿厥冬傷於寒春必病溫纖○脉盛身寒得之傷寒脉虛身熱得之傷暑纖

百病始生

靈樞曰夫百病之始生也皆生風雨寒暑清濕喜怒喜怒不節則傷藏風雨則傷上清濕則傷下藏傷則病起於陰清濕襲虛則病起於下風雨襲虛則病起於上○內經曰凡消癉仆擊偏枯痿厥氣滿發逆肥貴人則膏粱之疾也○隔則閉絶上下不通則暴憂之病也○暴厥而聾偏塞

10. 鍼灸經驗方

📖 서지 사항

인조 22年(1644)에 허임(許任)이 編纂한 침구전문서로, 호남관찰사 목성선(睦性善)에게 부탁하여 간행하였는데, 一卷一冊으로 되어 있다. 침구치료에 대한 경험을 疾病名, 症狀 등에 따라 분류하여 기록해 놓았다.

許任은 河陽 사람으로 宣祖 ~ 光海君 때의 鍼醫로 여러 번에 걸쳐 入侍하여 침을 놓았으며, 楊州牧使, 富平府使, 南陽府事 등을 지냈다.

그는 평소에 경험한 鍼灸術을 종합하여 『침구경험방(鍼灸經驗方)』 편술하였는데, 특히 鍼灸補瀉法에 있어 自家의 經驗을 토대로 한 독자적 분야를 개척하였다. 또한 『사의경험방(四醫經驗方)』의 저자 가운데 한 사람으로서 許任方이 수록되어 있다.

✍ 관련 연구

박문현. 許任 『鍼灸經驗方』 연구. 경희대학교 박사학위논문. 2002.

박문현. 許任 『鍼灸經驗方』 硏究. 韓國醫史學會誌 15(1). 2002.

박문현. 허임의 『침구경험방』에 대한 의사학적 고찰: 저자, 판본, 간행배경, 편제에 대하여. 韓國醫史學會誌 13(1). 2000.

오준호. 조선후기 『鍼灸經驗方』의 비판과 수용: 판본조사와 手抄 내용을 중심으로. 민족문화 38. 2011.

오준호. 『침구경험방』을 통해 본 17세기 조선 의료와 침구기법. 韓國醫史學會誌 24(1). 2011.

오준호, 안상우. 『鍼灸經驗方』 鍼中脘穴手法 연구. 경락경혈학회지 27(2). 2010.

이연희 외 4인. 『鍼灸經驗方』 「訛穴」의 取穴法 분석에 따른 현대적 적용 연구. 경락경혈학회지 25(4). 2008.

한창현 외 4인. 국내 침구서적의 중풍치료에 관한 문헌 연구: 『治腫指南』, 『東醫寶鑑』, 『鍼灸經驗方』, 『校勘 舍岩道人鍼法』의 비교연구. 경락경혈학회지 26(2). 2009.

序文

經曰, 邪之所湊, 其氣必虛, 何則[1]. 凡人疾病, 皆由於飮食失節, 酒色過度, 風寒暑濕, 乘虛鑠入, 經絡榮衛不行故也. 治之之法, 專在於明知其部分, 必以鍼灸, 補虛瀉實, 各調其氣血也. 觀其部分之色, 多青則痛, 多黑則風痺, 多白則寒, 黃赤則熱. 風濕寒熱, 皆現於五色, 而寒多則筋攣骨痛, 熱多則筋緩骨消, 惡寒而身寒者, 冷也. 惡寒而身熱者, 熱也. 且頭無冷痛, 腹無熱痛. 凡痛, 善行數變者, 風也. 痛在一處, 而皮膚赤熱者, 膿兆也. 或有皮膚外浮, 而不痒不痛者, 痰也. 頭目眩暈者, 痰挾風也, 痰入心竅, 則精神昏迷, 言語錯亂, 脾胃不和, 則不能飮食, 中風則亦言語蹇澁, 痰厥則亦頭痛嘔吐. 大槪諸痛痒瘡瘍, 皆屬心, 諸風掉眩, 皆屬肝, 諸濕腫滿, 皆屬脾, 諸咳氣喘, 皆屬肺, 諸筋骨痛, 皆屬腎, 諸節, 皆屬膽[2], 此固醫家之大綱, 察病之捷逕, 而亦愚平生所用要訣也. 凡人手足, 各有三陽三陰脉, 合爲十二經, 手之三陰, 從臟走之[3]手, 手之三陽, 從手走至頭, 足之三陽, 從頭下走至足, 足之三陰, 從足上走入腹, 脉絡傳注, 周流不息, 故經脉者, 通陰陽, 以榮於一身者也. 其始從中焦, 注手太陰陽明, 陽明注足陽明太陰, 太陰注手少陰太陽, 太陽走足太陽少陰, 少陰注手心主少陽, 少陽注足少陽厥陰, 厥陰復還注手太陰, 其氣常以平朝爲紀, 晝二十五度, 夜二十五度, 與漏水下百刻爲配, 晝夜流行, 與天同度,

---

1) 則: 음은 '칙'이며, '법칙', '규범'이라는 뜻임.

2) 『素問・至眞要大論』에는 "諸風掉眩, 皆屬於肝, 諸寒收引, 皆屬於腎, 諸氣膹鬱, 皆屬於肺, 諸濕腫滿, 皆屬於脾, 諸熱瞀瘛, 皆屬於火, 諸痛痒瘡, 皆屬於心, 諸厥固泄, 皆屬於下, 諸痿喘嘔, 皆屬於上, 諸禁鼓慄, 如喪神守, 皆屬於火, 諸痙項强, 皆屬於濕, 諸逆衝上, 皆屬於火, 諸脹腹大, 皆屬於熱, 諸躁狂越, 皆屬於火, 諸暴强直, 皆屬於風, 諸病有聲, 鼓之如鼓, 皆屬於熱, 諸病胕腫, 疼酸驚駭, 皆屬於火, 諸轉反戾, 水液渾濁, 皆屬於熱, 諸病水液, 澄澈淸冷, 皆屬於寒, 諸嘔吐酸, 暴注下迫, 皆屬於熱"이라 하여, 내용에 차이가 있다.

3) 之: 문맥으로 보아 '至'字라야 마땅함.

終而復始, 行於筋骨膚腠之間, 比之水行谿谷, 如或有物碍滯則水不能行, 必待開疏而後, 乃能流行也. 觀其証勢, 隨時應變, 疏其滯, 通其塞, 須法大禹開川導水之義[4], 乃可却病. 經曰, 醫者, 意也[5]. 或若膠滯不知變化, 則不可與論病, 論病尙且不可, 况望其能治乎. 必得之於心, 應之於手, 運意轉換, 各隨其經, 從陽引陰, 從陰引陽, 左之右, 右之左, 以鍼以灸, 則必有其效矣. 經曰[6], 能與人規矩[7], 不能與人巧. 若論陰陽則背爲陽, 腹爲陰, 左爲陽, 右爲陰, 外爲陽, 內爲陰, 女子反是, 背爲陰, 腹爲陽, 左爲陰, 右爲陽, 外爲陰, 內爲陽也. 臨病將治, 必察部分經絡, 井榮兪經合, 及臟腑募原會之穴, 診其動脈, 搓捻催氣, 然後行其先陽後陰, 補瀉迎隨之法, 則其驗若響應矣. 所謂補者, 當刺五分之穴則鍼入二分, 停少時, 次入二分, 又停少時, 次入一分, 令患人吸而出鍼, 卽以手按住鍼孔, 保其眞氣, 是謂補也. 瀉者, 當刺五分之穴, 則入鍼五分, 停少時, 出鍼二分, 又停少時, 出鍼二分, 又停少時, 令患人呼而出鍼, 引其邪氣, 迎而奪之, 是謂瀉也. 灸亦有補瀉之法, 艾火至肉, 以待自滅, 謂補也. 艾火不待自滅, 旋卽掃却, 謂瀉也. 自古用手之法, 非不詳盡, 後人未達其意, 徒務量穴之分寸, 不曉動脈之應手, 不取對病要穴而亂刺諸經, 未祛病源, 徒泄眞氣, 此正古人所謂廣絡原野, 冀獲一兎[8], 其可得乎. 愚以不敏, 少爲親病, 從事醫家, 積久用功, 粗知門戶, 及今衰老, 仍恐正法之不傳, 乃將平素聞見, 粗加編次, 先著察病之要, 并論轉換之機, 發明補瀉之法, 校正

---

4) 須法大禹開川導水之義: 우임금께서 順理에 따라 물을 다스리심을 비유한 말임.

5) 醫者, 意也: 이 문구에 관련된 좀 더 자세한 내용은 金勳. 「"醫者, 意也"의 起源에 관한 考察」. 한국의사학회지 1999. 12(2). 논문을 참고할 것.

6) 『맹자(孟子)·진심장구하(盡心章句下)』에 나옴.

7) 規矩: '規'는 원을 그리는 도구, '矩'는 직각을 그리는 도구를 말하는데, 전하여 규범, 법도, 규칙 등의 뜻으로 쓰임.

8) 廣絡原野, 冀獲一兎: 『신당서(新唐書)·열전(列傳)』 第一百二十九 허윤종전(許胤宗傳)에 나옴. 『신당서』에는 "今之人不善爲脈, 以情度病, 多其物以幸有功, 臂獵不知兎, 廣絡原野, 冀一人獲之, 術亦疏矣"라고 기록되어 있다. '廣絡原野'는 거친 들판에 넓게 그물을 펼치는 것을 말함.

取穴之訛[9], 又著雜論若干, 且記試效要穴及當藥, 合爲一卷, 非敢自擬於古人著述. 只爲一生苦心, 不忍自棄, 覽者若能加之意, 則庶於救急活命, 或有少補云爾.

河陽許任識[10].

鍼灸法[11]

內經[12]曰, 無刺大勞, 無刺大飢, 無刺大飽, 無刺大醉, 無刺大驚, 無刺大怒人, 又曰[13], 形氣不足者, 久病虛損者, 鍼刺則重竭其氣, 又曰[14]鍼入如芒氣, 出如車軸, 是謂鍼之有瀉無補也, 凡灸平朝及午前則穀氣虛乏, 須施於日午, 大槩脉絡有若細線, 以竹筯[15]頭作炷, 但令當脉灸之亦能愈疾, 是以四肢則但去風邪, 不宜多灸, 故七壯至七七壯[16]而止, 不得過隨年數, 臍下久冷, 疝瘕氣塊,

9) 당시 알려져 있던 혈자리를 취하는 방법에 대한 그릇된 점을 지적한 것은 그만큼 침구 경혈학에 대한 연구에 조예가 깊었음을 알 수 있다. 본문을 시작하면서 「와혈(訛穴)」이라는 제목 아래 모두 6개 혈자리에 대해 잘못된 취혈법을 바로잡았는데, 바로 이 「와혈(訛穴)」로 인해 『침구경험방(鍼灸經驗方)』이 한층 높은 학술적 가치가 있다.

10) 識: 음은 '지'로 '적다, 기록하다'는 뜻임.

11) 『침구경험방(鍼灸經驗方)』 卷上에 나옴. 제목으로 보아서는 침이나 뜸을 놓을 때의 방법을 서술한 것으로 짐작하는데, 실제로는 침이나 뜸을 쓸 때 주의할 점을 더 많이 언급하였다. 즉 침구술(鍼灸術)을 시행할 때의 주의사항이라 할 수 있다.

12) 비슷한 내용이 『素問 · 刺禁論』에 나오는데, 내용은 다음과 같다. "無刺大醉, 令人氣亂, 無刺大怒, 令人氣逆. 無刺大勞人, 無刺新飽人, 無刺大饑人, 無刺大渴人, 無刺大驚人."

13) 이상의 내용은 비슷한 내용이 『靈樞 · 根結』에 나옴.

14) 이와 비슷한 내용은 『내경(內經)』에 나오지 않음.

15) 筯: 젓가락 저. 간혹 서적에 따라 '筋'字로 되어 있기도 하나, 筋으로 해석하면 문장의 의미가 통하지 않음.

16) 七七壯: 壯은 뜸을 뜨는 뜸쑥의 개수를 말함. 일설에는 뜸을 떠서 몸이 건장하게 된다는

伏梁積氣之証，則宜艾炷大，故曰腹背宜灸五百壯，如巨闕鳩尾，雖是胸腹之穴，灸不過七七壯而止，若大炷多灸，則令人永無心力，頭頂穴多灸，則失精神，臂脚穴多灸，則血脉枯渴[17)]，四肢細瘦無力，又失精神，盖穴有淺深，淺穴多灸，則必傷筋力，故不過三壯五壯七壯而止，可不愼哉.

頭面部[18)]

頭者，諸陽之會，故曰頭無冷痛，欲以鍼治，宜刺手足諸陽經，不宜頭部者何也. 鍼者，能於引氣，若刺頭部，則諸陽之氣，幷鬱於頭，其熱難可止，抑或爲不省人事者，必須引瀉手足諸陽經. 故曰揚湯止沸，莫如抽薪. 若氣不能引氣者，或痰厥頭痛者，必灸頭部穴，乃能獲痊者，何則，艾之性，熱者灸之，則使其熱發散，寒者灸之，則使其寒溫和，入藥則上行，艾灸則下行故也. 手之三陽，從手走之頭，足之三陽，從頭走之足，足陽明胃經，面絡入上齒，俠口下交承漿，下頤前至耳前，循喉嚨，手陽明大腸經，入下齒俠口，交人中，左之右，右之左，上俠鼻孔上下，陽明經，皆俠鼻孔也，欲瀉諸陽之氣，先刺百會，次引諸陽熱氣，使之下行，比之如開硯滴之上孔也. 若熱極不能下氣者，以紬繫頸則頭額太陽及當陽血絡自現，卽以三稜鍼，貫刺其血絡，棄血如糞，神效.

○此法，與惜血如金之言，大不同，然奇效良方之法也.老人不宜多出血，然可以出血者施.

頭痛及眼疾赤目等症，全用瀉法，其他諸症宜.平補平瀉

의미에서 그 단위를 '壯'字로 썼다고 함. 七壯은 뜸쑥으로 7번，七七壯은 뜸쑥으로 7×7=49번 뜸을 뜨는 것을 말함.

17) 渴: 원문에는 '渴'字로 되어 있으나，'竭'字여야 문맥이 맞다.

18) 『침구경험방(鍼灸經驗方)』 卷中에 나옴.

傷風爲熱者, 乃風爲木, 木生火故也.

頭目癰腫, 胸脇支滿. 肘內血絡, 及陷谷多出血, 立差.

偏頭痛, 目目荒目荒不可忍 風池 頭維 本神, 患左治右, 患右治左, 皆留針十呼, 引氣卽差, 神效. ㅇ兩眼外眥上 銳髮動脈, 各灸三壯, 立效.

面蒼黑 行間 中封 腎兪 肝兪 尺澤 合谷 下三里[19]

頭面風癉, 發作一二日赤腫, 形如火爛, 突起如榛子, 或如潤太, 因漸廣大, 氣息奄奄, 急以三稜鍼, 亂刺當處及四畔赤暈, 不計其數, 多出惡血, 片時卽蘇, 色變如常, 翌日, 更觀未盡處及新暈, 鍼刺隨腫隨鍼, 則神效, 宜臨機應變.

腫脹[20]

滿身卒腫 面浮洪大 內踝下白肉際三壯, 立效.

水腫腹脹 水分 三陰交, 幷百壯, 幷治五臟兪穴, 中脘, 針後, 按其孔, 勿令出水, 陰蹻七壯.

四肢面目浮腫 照海 人中 合谷 下三里 絶骨 曲池 中脘 針腕骨 脾兪 胃兪 三陰交.

浮腫及鼓脹 脾兪 胃兪 大腸兪 膀胱兪 水分 中脘 針下三里 小腸兪 三陰交.

浮腫鼓脹, 乃脾胃不和, 水穀妄行皮膚, 大小便不利之致也, 方書[21]云, 鍼水分, 水盡則斃, 然而水脹, 甚則不能飮食, 腹如抱鼓, 氣息奄奄, 心神悶亂, 死在頃刻, 當其時, 若不救急則終未免死亡. 愚自臆料, 以謂等死莫如救急, 鍼水分, 出水三分之二, 脹下至臍未至盡水, 急用血竭末或寒水石末, 塗付鍼穴, 卽塞止水, 未鍼之前, 豫備急用, 如無血竭, 卽以槐花炒黃, 不至過黑作

19) 下三里: 足三里穴을 말함.

20) 『침구경험방(鍼灸經驗方)』 卷中에 나옴.

21) 方書: 일반적으로 處方을 기록해 놓은 處方書라는 의미로 쓰일 때가 많은데, 여기에서는 넓은 의미에서 치료방법을 기록해 놓은 책을 뜻함.

末, 以熱手, 滿握付貼, 愼勿動手, 移時成痂, 乃塞止水. 且百草霜末付貼, 亦能止水, 出水三日後, 觀氣稍歇, 便治右諸穴, 效. O且浮腫之人, 或有外腎及腎囊, 亦致腫者, 鍼刺腎皮及囊皮, 多出黃水則安, 如或出血則不吉之兆也. 蓋鍼外腎出水者, 通利小便之義也, 吉, 鍼手足出水者, 妄行皮膚之義也, 凶. 凡病加於少愈, 都[22]在愼攝而已. 脉法止脉, 雀啄脉, 蝦遊脉[23], 皆危也.

跋[24]

此方, 卽許太醫任之所著者也. 和扁[25]以後, 以醫名者, 世不乏人, 亦各有述, 而其方古, 其訣秘, 自老師或病其難曉, 況委巷[26]晩出之輩乎. 許太醫, 素稱神術, 平生所救活, 指不勝屈[27], 間多起死之效, 名聲動一世, 刺家之流, 推以爲宗. 今此方文[28], 乃其得乎耳, 存乎心, 而試諸手者也. 微者顯之, 煩者約之, 訛者正之, 凡疾病之源委, 治療之要妙, 一開卷而便瞭然於目前, 可謂簡而易, 略而詳矣. 夫按證收效, 莫良於藥餌, 而牛溲馬勃[29], 非素畜則難辨, 金石

22) 都: 皆也.

23) 止脉, 雀啄脉, 蝦遊脉: '止脈'은 脈이 뛰다가 중간에 한 번씩 뛰지 않는 不整脈, '雀啄脈'은 참새가 모이를 쪼아 먹는 모습과 같이 拍動이 부드럽지 않은 脈, '蝦遊脈'은 새우가 팔딱팔딱 뛰어 노는 모습과 같이 박동이 부드럽지 않은 맥을 말함. 이들은 모두 胃氣가 손상을 받았거나 없어서 나타나는 脈象이기 때문에 病證이 위중하거나 목숨이 위태로울 수 있음을 나타낸다.

24) 원본에는 跋文이라는 별도의 제목이 있지 않지만, 편자가 편의상 붙였음.

25) 和扁: 醫和와 扁鵲을 말함.

26) 委港: 꼬불꼬불하고 지저분한 거리.

27) 指不勝屈: 손가락으로 꼽아 헤아릴 수 없을 정도로 아주 많다는 뜻.

28) 方文: 이 책 『鍼灸經驗方』을 가리킴.

29) 牛溲馬勃: 쇠오줌과 말똥이란 뜻으로, 가치없는 말이나 글, 또는 품질이 나쁜 약재를 뜻함.

丹砂, 在僻鄕而何獲, 況一服打疊, 有不可期者耶. 鍼焫則不然, 其具易備, 其效甚速, 而其方尤爲指南之捷徑, 苟得是方, 隨証治之, 則是家家戶戶, 皆得遇其神手也. 其所濟活, 庸[30]加量哉. 是宜與世共之, 以廣其傳, 不可以時詘而有所靳也. 今首台北渚金相國, 都提內局, 不佞, 適忝在下風. 遂將此方, 屬諸湖南觀察使睦公性善而刊行之, 亦所以體聖上康濟萬姓之至意也, 後之觀風者, 宜有以繼之.

歲甲申[31]四月 內醫院提調 資憲大夫 議政府右參贊 兼知經筵春秋館事 五衛都摠府都摠管 李景奭 謹跋

30) 庸: 豈也.

31) 歲甲申: 仁祖 二十二年(1644)임.

鍼灸經驗方

經曰邪之所湊其氣必虛何則凡人疾病皆由於飮食失節酒色過度風寒暑濕乘虛鑠入經絡榮衛不行故也治之之法專在於明知其部分必以鍼灸補虛瀉實各調其氣血也觀其部分之色多青則痛多黑則風痺多白則寒黃赤則熱風濕寒熱皆現於五色而寒多則筋攣骨痛熱多則筋緩骨消惡寒而身寒者冷也惡寒而身熱者熱也且頭無冷痛腹無熱痛凡痛善行數變者風也痛在一處而皮膚赤熱者

膿兆也或有皮膚外浮而不痒不痛者痰也頭目眩
暈者痰挾風也痰入心竅則精神昏迷言語錯亂脾
胃不和則不能飲食中風則亦言語蹇澁痰厥則亦
頭痛嘔吐大槩諸痛痒瘡瘍皆屬心諸風掉眩皆屬
肝諸濕腫滿皆屬脾諸咳氣喘皆屬肺諸筋骨痛皆
屬腎諸節皆屬膽此固醫家之大綱察病之捷逕而
亦愚平生所用要訣也凡人手足各有三陽三陰脉
合為十二經手之三陰從臟走之手手之三陽從手
走至頭足之三陽從頭下走至足足之三陰從足上

走入腹脉絡傳注周流不息故經脉者通陰陽以榮於一身者也其始從中焦注手太陰陽明陽明注足陽明太陰太陰注手少陰太陽太陽注足太陽少陰少陰注手心主少陽少陽注足少陽厥陰厥陰復還注手太陰其氣常以平朝為紀晝二十五度夜二十五度與漏水下百刻為配晝夜流行與天同度終而復始行於筋骨膚腠之間比之水行谿谷如或有物碍滯則水不能行必待開疏而後乃能流行也觀其証勢隨時應變疏其滯通其塞須法大禹開川導水

之義乃可卻病經曰醫者意也或若膠滯不知變化
則不可與論病論病尚且不可況望其能治乎必得
之於心應之於手運意轉換各隨其經從陽引陰從
陰引陽左之右右之左以鍼以灸則必有其效矣經
曰能與人規矩不能與人巧若論陰陽則背爲陽腹
爲陰左爲陽右爲陰外爲陽內爲陰女子反是背爲
陰腹爲陽左爲陰右爲陽外爲陰內爲陽也臨病將
治必察部分經絡井滎俞經合及臟腑募原會之穴
診其動脈搓捻催氣然後行其先陽後陰補瀉迎隨

之法則其驗若響應矣所謂補者當刺五分之穴則鍼入二分停少時次入二分又停少時次入一分令患人吸而出鍼即以手按住鍼孔保其真氣是謂補也瀉者當刺五分之穴則入鍼五分停少時出鍼二分又停少時出鍼二分又停少時令患人呼而出鍼引其邪氣迎而奪之是謂瀉也灸亦有補瀉之法艾火至肉以待自滅謂補也艾火不待自滅旋即掃却謂瀉也自古用手之法非不詳盡後人未達其意徒務量穴之分寸不曉動脉之應手不取對病要穴而

亂刺諸經未袪病源徒泄真氣此正古人所謂廣絡原野冀獲一兔其可得乎愚以不敏少為親病從事醫家積久用功粗知門戸及今衰老仍恐正法之不傳乃將平素聞見粗加編次先著察病之要幷論轉換之機發明補瀉之法校正取穴之訛又著雜論若干且記試效要穴及當藥合為一卷非敢自擬於古人著述只為一生苦心不忍自棄覽者若能加之意則庶於救急活命或有少補云爾

河陽許任識

石門 三焦募一名丹田在臍下二寸 鍼 禁鍼婦人則終身絶子 灸 七壯至百壯

關元 小腸募在臍下三寸 鍼 八分留三呼瀉五吸 灸 百壯至三百壯

中極 膀胱募一名玉泉在關元下一寸婦人斷緒四度鍼即有子 鍼 八分留十呼即瀉 灸 百壯至三百壯止

曲骨 在横骨上毛際陷中動脉應手 鍼 二分 灸 七壯至七七壯

鍼灸法

內經曰無刺大勞無刺大飢無刺大飽無刺大醉無刺大驚無刺大怒人又曰形氣不足者久病虛損者鍼刺則重竭其氣又曰鍼入如芒氣出如車軸是謂

鍼之有瀉無補也凡灸平朝及午後則穀氣虛乏須施於日午大槩脉絡有若細線以竹筋頭作炷但令當脉灸之亦能愈疾是以四肢則但去風邪不宜多灸故七壯至七七壯而止不得過隨年數臍下久冷疝瘕氣塊伏梁積氣之證則宜艾炷大故曰腹背宜灸五百壯如巨闕鳩尾雖是胷腹之穴灸不過七七壯而止若大炷多灸則令人永無心力頭頂穴多灸則失精神臂脚穴多灸則血脉枯渴四肢細瘦無力又失精神盖穴有淺深淺穴多灸則必傷筋力故不

過三壯五壯七壯而止可不愼哉

禁忌

生冷鷄猪酒麵房勞炙煿等物

灸後治法

灸瘡無汗則未易發膿用薄荷桃柳葉煎湯淋洗因用塩湯和麥末如泥形如厚碁子着布上付貼灸瘡若乾更用塩湯水潤其布上即膿俗名灸花

灸後有熱取柳寄生煎服限差

灸瘡久未合痛甚者用人糞燒灰細研作末先以塩湯洗瘡後糝當處即效又黄土細篩和塩湯水如泥厚貼當處效

腹部中行

自心蔽骨下至臍共折作八寸人若無蔽骨者取歧骨下至臍心共折作九寸取之

自臍中至毛際橫骨橫紋折作五寸用

膺部腹部橫寸並用乳間橫折作八寸用

頭面部

頭者諸陽之會故曰頭無冷痛欲以鍼治宜剌手足諸陽經不宜頭部者何也鍼者能於引氣若剌頭部則諸陽之氣并欝於頭其熱難可止抑或為不省人

事者必須引瀉手足諸陽經故曰揚湯止沸莫如抽薪若氣不能引氣者或痰厥頭痛者必灸頭部穴乃能獲痊者何則艾之性熱者灸之則使其熱發散寒者灸之則使其寒溫和入藥則上行艾灸則下行故也手之三陽從手走之頭足之三陽從頭走之足足陽明胃經面絡入上齒俠口下交承漿下顋前至耳前循喉嚨手陽明大腸經入下齒俠口交人中左之右右之左上俠鼻孔上下陽明經皆俠鼻孔也欲瀉諸陽之氣先刺百會次引諸陽熱氣使之下行比之

如開硯滴之上孔也若熱極不能下氣者以紬緊頸則頭額大陽及當陽血絡自現即以三稜鍼貫刺其血絡棄血如糞神效○此法與惜血如金之言大不同然奇效良方之法也(老人不宜多出血然可以出血者施)

頭痛及眼疾赤目等症全用瀉法其他諸症宜(平補平瀉)

傷風爲熱者乃風爲木木生火故也

頭目癰腫胸脇支滿(肘內血絡及陷谷多出血立差)

偏頭痛目䀮䀮不可忍(風池頭維本神患左治右患右治左皆留針十呼引氣即差神效○兩眼外眥上鋭髮動脉各灸三壯立效)

面蒼黑 行間 中封 腎俞 肝俞 尺澤 合谷 下三里

頭面風癉發作一二日赤腫形如火爛突起如榛子或如潤太因漸廣大氣息奄奄急以三稜鍼亂刺當處及四畔赤暈不許其數多出惡血片時即蘇色變如常翌日更觀未盡處及新暈鍼刺隨腫隨鍼則神效宜臨機應變

耳部 耳屬腎左主氣右主血耳塞噪者九竅不通○又曰心主竅心氣通耳氣通於腎故心病則耳噪而鳴不能聽遠聲

耳鳴不能聽遠 心俞三十壯

腫脹

滿身卒腫面浮洪大 內踝下白肉際三壯立效

水腫腹脹 水分三陰交陰交并百壯并治五臟俞穴中脘針後按其孔勿令出水陰蹻七壯

四肢面目浮腫 照海人中合谷下三里絕骨曲池中脘針腕骨脾俞胃俞三陰交

浮腫及鼓脹 脾俞胃俞大腸俞膀胱俞水分中脘針下三里小腸俞三陰交

浮腫鼓脹乃脾胃不和水穀妄行皮膚大小便不利之致也方書云鍼水分水盡則斃然而水脹甚則不能飲食腹如抱鼓氣息奄奄心神悶亂死在頃刻當其時若不救急則終未免死亡愚自臆料以謂等死

莫如救急鍼水分出水三分之二脹下至臍未至盡
水急用血竭末或寒水石末塗付鍼穴即塞止水未
鍼之前預備急用如無血竭即以槐花炒黃不至過
黑作末以熱手滿握付貼慎勿動手移時成痂乃塞
止水且百草霜末付貼亦能止水出水三日後觀氣
稍歇便治右諸穴效○且浮腫之人或有外腎及腎
囊亦致腫者鍼刺腎皮及囊皮多出黃水則安如或
出血則不吉之兆也盖鍼外腎出水者通利小便之
義也吉鍼手足出水者妄行皮膚之義也凶凡病加

於少愈都在愼攝而已

脉法 止脉雀啄脉蝦遊脉皆危也

鍼中脘穴手法

方書云中脘穴鍼入八分然而凡人之外皮內胞各有淺深銘念操心納鍼皮膚初似堅固徐徐納鍼已過皮膚鍼鋒如陷空中至其內胞忽覺似固病人亦致微動然後停鍼留十呼徐徐出鍼 凡諸穴之鍼則或間一日行鍼而中脘則每間七八日而行鍼鍼後雖頻數食之愼勿飽食不尒則有害

積聚 心之積伏梁肺之積息賁肝之積肥氣脾之積痞氣腎之積奔豚積主臟病聚主腑病積者飮食包結不消聚者痰伏膈上主頭目眩痛多自啼泄或致微熱

此方即許太醫任之所著者也和扁以後以醫名
者世不乏人亦各有述而其方古其訣秘自老師
或病其難曉況委巷晚出之輩乎許太醫素稱神
術平生所救活指不勝屈閭多起死之效名聲動
一世剞家之流推以為宗今此方文乃其得乎耳
存乎心而試諸手者也微者顯之煩者約之訛者
正之凡疾病之源委治療之要妙一開卷而便瞭
然於目前可謂簡而易略而詳矣夫按証收效莫
良於藥餌而牛溲馬勃非素畜則難辨金石丹砂

在僻鄉而何獲況一服打疊有不可期者耶鍼焫則不然其具易備其效甚速而其方尤為指南之捷徑苟得是方隨証治之則是家家戶戶皆得遇其神手也其所濟活庸可量哉是宜與世共之以廣其傳不可以時詘而有所靳也今首台竝諸金相國都提內局不佞適忝在下風遂將此方屬諸湖南觀察使睦公性善而刋行之亦所以體

聖上康濟萬姓之至意也後之觀風者宜有以繼之

歲甲申四月內醫院提調資憲大夫議政府右參

贊兼知　經筵春秋館事五衛都摠府都摠管李

景奭謹跋

11. 舟村新方

📖 서지 사항

『한국의학대계(韓國醫學大系)』에는 필사본과 인쇄본이 함께 수록되어 있는데, 필사본은 1927년 이왕직의 장서를 필사한 것으로 서울대학교 규장각에 소장되어 있다. 인쇄본은 조선 시대 숙종(肅宗) 13년(1687) 주촌 신만(舟村 申曼)의 저서로 1930年 4月 충청북도 옥천에서 현대 활자판으로 간행한 것이다. 필사본은 병명이나 신체 부위에 따라 분류한 것이 특징인데, 기(氣), 혈(血), 담(痰), 오장육부(五藏六府), 신체각부의 병증별(病症別)로 나누고 거기에 따라 증상별로 처방을 기재하였으며, 처방 대부분이 단방에 속하는 것들이다. 인쇄본은 그 내용 가운데 小兒와 婦人에 관한 내용을 따로 뽑아 卷一, 卷二에 실었는데, 특히 소아문(小兒門)이 크게 증보되어 있다.

✍ 관련 연구

김도훈. 申曼의 생애와 『舟村新方』에 관한 연구. 의사학 16(2). 2007.

양승률. 舟村 申曼의 『保幼新編』 편찬과 『舟村新方』. 장서각 25. 2011.

序[1]

古人治病用意不同, 立方甚煩, 今於諸症, 果難精擇, 其當劑而雜試諸方, 使標本失次, 虛實雜辨, 多致不救之境, 寧[2]不懼哉, 且當急病臨時, 考方有若當局之迷, 恒多不及之患, 迨其病未發之時, 宜熟覽古方, 使心目瞭然於諸症, 而預備緊入之材, 然後庶可趁其症情之未危, 而治之也. 然鄕鄙貧家猝難, 博考諸方, 覓[3]用重材, 終未免, 束手待盡, 非所以濟夭之意也. 今者古方湯散丸中, 擇其緊妙之劑, 減其難得之材, 而另加鄕産之性相近者, 更爲製方, 雖涉僭越[4], 庶可爲活命之一助焉.

上之十三年[5]肅廟朝 三月下澣 舟村申曼序

小兒用藥法[6]

凡小兒之病, 不過曰驚熱風痰而已, 製方雖殊, 所入之材, 則大同小異, 故敢以管見, 刪其峻毒, 取其和平之味, 合爲通治之劑, 而如有別症, 可以兼治之者, 則別書加減法, 若不可兼治之症, 則別立一二方, 以供便考之地, 且湯劑分錢太過, 一二歲兒, 則一貼五六次分飮, 五六歲兒, 則二三次分飮, 似好而宜斟酌[7]用之.

---

1) 이 序文은 『韓國醫學大系』에 수록된 『舟村新方』 印刷本의 序文임. 筆寫本 『舟村新方』에는 序文이 수록되어 있지 않음.

2) 寧: 何也.

3) 覓: 索也, 求也.

4) 僭越: 분수에 넘침. 제 분수를 돌보지 않고 함부로 날뜀. 같은 뜻으로 '僭濫'이라고도 씀.

5) 上之十三年: 숙종(肅宗) 13년(1687)에 해당함.

6) 印刷本 『舟村新方』 卷之一에 나옴.

求嗣方8)

凡人之無子者, 依此方, 收合服之, 則不過半月有孕, 若無效則治臣中原應天府尹宋能也重罪, 臣妻呂氏三十無子, 用此方服之, 連生九子, 忠臣憂國之心, 不勝煎懷之至, 謹製十三藥以進之耳, 是時康熙后無子, 服此藥果有孕, 此藥男子服之則益元氣, 女子服之則必有孕, 孕必生男, 孕婦服之則必有雙胎, 藥名催孕丸, 吳茱萸三兩一錢 白伏令 白蘞 各二兩一錢 厚朴薑製 石菖蒲去毛 各九分 人蔘 沒藥 白附子 桂心 各八分 細辛 牛膝去塵 當歸酒洗 乳香 各七分 右十三材, 細末和蜜作丸, 小豆大, 用壬子日合製, 每服十丸, 以酒呑下. ○一方婦人陰寒十年無子者, 吳茱萸 川椒 各一升爲末, 煉蜜丸, 彈子大, 以綿裹之, 納于陰戶中, 一日再易之, 子宮卽開而有孕.出經心錄

---

7) 斟酌: 어림잡아 헤아림. 술잔을 주고받음.

8) 印刷本『舟村新方』卷之二에 나옴.

舟村新方

序

古人治病用意不同立方甚煩今於諸症果難精擇其當劑而雜試諸方使標本失次虛實雜辨多致不救之境寧不懼哉且當急病臨時考方有若當局之迷恒多不及之患迨其病未發之時宜熟覽古方使心目瞭然於諸症而預備緊入之材然後庶可趁其症情之未危而治之也然鄉鄙貧家猝難博考諸方覓用重材終未免束手待斃非所以濟天之意也今者古方湯散丸中擇其緊妙之劑減其難得之材而另加鄉產之性相近者更爲製方雖涉僭越庶可爲活命之一助焉

上之十三年（肅廟朝）三月下澣舟村申曼序

劑也 水雲曰所以驚風忌純用風藥

小兒用藥法

凡小兒之病不過曰驚熱風痰而已製方雖殊所入之材則大同小異故敢以管見刪其峻毒取其和平之味合爲通治之劑而如有別症可以兼治之者則別書加減法若不可兼治之症則別立一二方以供便考之地且湯劑分錢太過一二歲兒則一貼五六次分飲五六歲兒則二三次分飲似好而宜斟酌用之

初生預治方

小兒初生急以甘草一錢黃連五分煎水 加人蔘一二分同煎最妙 以新綿裹手指拭兒口內惡汁且以前二味煎水少許飮之俾兒吐出腹中穢惡之水或從大便出則兒無雜病善行痘疹〇一方朱砂 水飛 一字 卽二分半 和煉蜜滴兒口內嚥下則一生免痘疹之患

産後血悶症以紅花数十斤入大鍋濃煎候湯沸以三木桶盛湯于中取窓格藉令産婦寢其上以湯氣薰之雖已死者回生(出說部)

産後腹痛宜芎歸湯川芎三錢當歸六錢紅花一錢五分桃仁五分水煎日再服三貼〇一方以酢和糞服之即差〇一方大棗濃煎服之神效

産後即服童便冷水淸酒酢一盞煎湯則無他症

産後脾胃不和不進飮食白蝦醢水和米泔煎服大補胃經以作飯饌爲好暑月尤好

産後泄瀉宜三白湯白芍藥白朮白伏令各一錢進服三貼臨服時滑石三錢調服

取乳法萵苣(부루씨)一合糯米炒一合甘草二分半硏末白湯調服

求嗣方

凡人之無子者依此方收合服之則不過半月有孕若無效則治臣中原應天府尹朱能也重罪臣妻呂氏三十無子用此方服之連生九子忠臣憂國之心不勝煎懷之至謹製十三藥以進之耳是時康熙后無子服此藥果有孕此藥男子服之則益元氣女子服之則必有孕孕必生男孕婦服之則必有雙胎藥名催孕丸吳茱萸三兩一錢白伏令白歛各二兩一錢厚朴(薑製)石菖蒲(去毛)各九分人蔘沒藥白附子桂心各八分細辛牛膝(去蘆)當歸(酒洗)乳香各七分右十三材細末和蜜作丸小豆大用壬子日合製每服十丸以酒呑下〇一方婦人陰寒十年無子者吳茱萸川椒各一升爲末煉蜜丸彈子大以綿裹之納于陰戶中一日再易之子宮卽開而有孕(出經心錄)

12. 醫門寶鑑

📖 서지 사항

이 책은 조선 경종 4년(1724)에 주명신(周命新)이 편저하였으며, 고종(高宗) 때 내의 이명석(內醫 李命錫)이 校訂하여 1918년에 서울 동서관(東書館)에서 연활자(鉛活字)로 刊行하였는데, 8卷 1冊으로 되어 있다. 이 책은 여러 가지 병증을 124門으로 나누어 각 병증을 중심으로 하여 각 병문(病門)을 들고, 그 病門에 해당하는 병원(病源)과 병인(病因)을 논하고, 다음에 치법(治法)과 용약(用藥)을 쓰고, 고금명의(古今名醫) 및 자기의 경험 예를 그 끝에 붙여서 초학의(初學醫)라도 병증(病證)에 따라 방약(方藥)을 찾을 수 있도록 하였다. 이 책은 현재 한독의약박물관에 소장되어 있다. 이 책은 著者가 自序에 밝힌 바와 같이 『동의보감(東醫寶鑑)』이 권질(卷帙)이 너무 크고, 상세한 것은 너무 상세하고 간략한 것은 너무 간략하므로, 이러한 점을 보완하기 위하여 저술한 것이라고 볼 수 있다. 내용에 있어서는 저자의 독창적인 견해가 많이 들어 있다. 이러한 점은 주명신과 본서가 좀 더 높이 평가할 만한 근거가 될 것이다. 시중에 현존하는 판본은 채세용(蔡世鎔)이 1964년에 새로 교정하여 발행한 『신증의문보감(新增醫門寶鑑)』인데, 끝에 「임상정전편(臨床正傳編)」이 부록 되어 있다.

✍ 관련 연구

엄동명, 송지청, 심현아. 『醫門寶鑑』 「腰痛門」에 대한 고찰. 大韓韓醫學原典學會誌 25(1). 2012.

유준상. 『醫門寶鑑』을 통해 살펴본 周命新의 의학사상 고찰. 경희대학교 석사학위논문. 2013.

유준상, 김남일. 『醫門寶鑑』의 편찬과 주명신의 행적에 대한 연구. 大韓韓醫學原典學會誌 26(2). 2013.

하기태, 김준기, 최달영. 『醫門寶鑑』에 수록된 醫案에 대한 研究. 大韓韓醫學會誌 20(4). 2000.

自序

世之攻乎醫者，莫不有博施濟衆之志，軒岐尙矣，華扁以下，仲景皇甫之賢，生而有神術，以救札瘥，沒而有著書，以詔後學，古人之用心，勤且摯[1]矣．但言不盡意，書不盡言，自非聞一知十之才，有難黙識而妙解，故讀其書而學其術者，猶不能盡傳其妙，則向所謂博施濟衆之志，雖能行於生前，而未見功於身後矣．降自魏晋，以及元明，良醫輩出，著書愈多，而詳略不同，精粗各異，間或有務爲發散，而忽於補益，又或有專言用藥，而不及診證，是故古人有言曰，東垣升陽補氣，丹溪滋陰降火，互看而並取之可也，此誠達論也．我東楊平君許公，纂集古今醫方，著爲東醫寶鑑，庶幾集群賢之大成，而顧其爲書，帙固汗漫[2]，語多重複，詳者甚詳，略者甚略，世以是病之，余於壯年有志於斯，脫略世事，經營數十載，勞神費精，遍歷古今醫書，撮其精要，間亦竊附己意，作爲此編，而先論病源，以分其所因，次言治法，終之以用藥，又以古今名醫，及己所經驗者，尾附于下，使學者，開卷瞭然，其視病根，如指掌，則雖今初學庸醫，逐證尋方，庶乎不差．其銖寸[3]而輕重得宜，本末有序，可以救萬世夭札札命，而措斯民於春臺壽域[4]之中矣．苟有有志者，恕其僭踰，而廣其傳布，以資診治，則豈曰無補於世乎哉．

歲在甲辰[5]季春，尙州周命新序．

---

1) 摯: 도탑다, 정성이 극진하다는 뜻임.

2) 汗漫: 아득히 넓은 모양, 산만하여 매조짐이 없는 모양을 말함.

3) 銖寸: 무게의 단위로 아주 적은 양을 뜻하여 조금, 극히 적은 양을 뜻하는데, 여기에서는 약재를 무게를 달아 헤아린다는 뜻임.

4) 春臺壽域: '春臺'는 산수 경관이 매우 아름다운 곳을 말하며, '壽域'은 사람들이 오래도록 무병장수할 수 있는 지역을 발함.

5) 歲在甲辰: 朝鮮 景宗 四年(1724)임.

虛損附陰虛火動

虛者, 正氣不足之謂, 損者, 復縱嗜慾之謂, 究其所因, 不過內外感傷, 盖外因感寒久則損陽自上而下, 感熱久則損陰自下而上, 內傷勞慾者, 始自五勞而轉生六極, 六極轉生七傷, 五勞應乎五臟, 六極應乎六腑也, 自上而下者, 一損肺, 二損心, 三損胃, 自下而上者, 一損腎, 二損肝, 三損脾也, 五勞者, 久視傷血, 久臥傷氣, 久坐傷肉, 久立傷骨, 久行傷筯[6]也[7]. 六極者, 氣血筯骨肉精之極也, 七傷者, 五勞之中, 更加房勞思慮, 傷心腎則陰血虛, 勞役飢飽, 傷胃腑則陽氣虛, 此兩者, 合爲七也, 其症潮汗痰嗽, 食少神昏, 嗜臥遺精, 百節痠疼, 治之大要, 宜辨久虛暴虛, 及氣血之分, 陰虛者, 宜滋陰, 陽虛者, 宜補陽, 養脾胃, 調心腎, 其關鍵乎, 撮其八條, 詳陳如左, 又有陰虛火動之證, 付[8]錄于下. ○通用小建中湯, 二神交濟丹, 無比山藥元(方見養性) 瓊玉膏, 當歸膏, 夏月六味元(臟腑) 春秋腎氣丸(臟腑), 冬八味元(臟腑)

小建中湯(仲景)治虛勞裡急, 腹痛, 夢寐失精, 四肢痠疼, 手足煩熱, 咽乾口燥. 白芍藥五錢 桂枝三錢 甘草炙一錢 薑五片 棗四枚 煎至半去滓, 下膠飴一兩, 再煎熔化服之.

二神交濟丹(入門)補虛勞, 治心脾腎三經虛損. 伏神 薏苡仁各三兩 酸棗仁 枸杞子 白朮 神曲各二兩 栢子仁 芡仁 生乾地黃 麥門冬 當歸 人蔘 陳皮 白芍藥 白伏令 縮砂各一兩 右末熟水四盞, 調煉蜜四兩煮, 山藥末四兩, 作糊丸, 如梧子, 米飮下五七十丸. 入門云, 血虛甚, 去芍, 加鹿茸, 脾虧甚,

---

6) 筯: 문맥으로 보아 '筋'字가 맞음. 바로 뒤에 나오는 '筯骨'도 '筋骨'이 맞음.

7) 오로(五勞)에 대하여는 여기에서 설명한 것 말고도 두 가지 주장이 더 있다. 혈손(血損)으로 인한 심로(心勞), 신손(神損)으로 인한 간로(肝勞), 식손(食損)으로 인한 비로(脾勞), 기손(氣損)으로 인한 폐로(肺勞), 정손(精損)으로 인한 신로(腎勞)를 말하기도 하며, 지로(志勞)·사로(思勞)·심로(心勞)·우로(憂勞)·수로(愁勞)를 말하기도 한다.

8) 付: 附也.

去地黃, 加五味子.

無比山藥元(局方)治虛勞補腎. 五味子六兩 肉蓯蓉四兩 兎絲子 杜冲各三兩 山藥二兩 赤石脂 伏神 山茱萸 巴戟 牛膝 澤瀉 熟地黃各一兩 爲末, 蜜丸, 梧子大, 米飮下百丸.

當歸膏(入門)治五勞七傷. 枸杞子 當歸各五兩 乾地黃 白朮 白芍藥以米粉同炒各四兩 白伏令三兩 薏苡仁二兩 山藥 麥門冬各一兩二錢半 地骨皮 蓮肉 人蔘各一兩 熟地黃 貝母 甘草各七錢半 天門冬五錢 五味子二錢半 琥珀六分 右用水五升, 入藥, 微火煎之, 再加水五升, 如此七次濾, 去滓, 文武火煎, 每斤加熟蜜四兩, 共熬成膏, 每取二茶匙, 空心白湯調下.

經驗

○ 婦人年三十餘, 得虛勞, 一日所食, 比常五倍, 猶未充腹, 大便乾燥, 召余求治, 診其脉脈, 六部俱有力, 而右關微有數意, 余曰此熱痰積於脾胃, 善能消磨, 眞所謂胃中有熱, 則消穀善飢[9], 遂用調胃承氣湯, 二貼得瘥.

○ 余年三十時[10], 春間得感氣, 數日大痛, 因大勢稍減, 卽爲出入作勞, 而所食不過三四次米飮, 將至一月, 僅得差蘇矣. 其翌年得虛勞, 一日所食羹飯, 至於數十器, 其餘乾脯飴糖之類, 鎭日[11]不絶於口, 猶覺虛乏, 自汗頭眩, 若放大便, 則腹中廓如五臟若墜, 故多施補益之方, 藥則桂附蔘朮之屬, 食則牛肉陳鷄之物, 如是半載, 靡有所効, 乃用魚鰾作珠爲末, 淡薑湯調服三四匙, 日四

9) 消穀善飢: 음식을 먹으면 먹는 대로 금세 소화가 되어, 밥상머리에서 일어나면 또 배가 고프고, 먹고 나서 돌아서면 또 배가 고픈 것을 말함.

10) 임상경험 가운데 유일하게 자신이 앓았던 경우를 설명하는 부분임.

11) 鎭日: '終日'과 같은 뜻.

五次，其後食數減半，仍服四斤，其症頓減，繼用前藥加蛤粉炒白蒺藜，等分作丸，服數劑快愈，後以法治此病，皆見効．盖虛勞補劑，非止[12]一二，而其効之捷，無如此藥，故附錄焉．

脫肛

脫肛者，肛門翻出也，肺與大腸爲表裡，肛爲大腸之門，肺熱則肛門閉結，肺虛則肛門脫出，盖由勞倦房慾，久痢久瀉，産育用力，小兒呼叫，耗氣之所致也，治當溫補兼以升提，其類五條，詳陳于下 ○ 通用蔘芪湯，蝟皮散，外以五倍子薰洗．

蔘芪湯(回春)治肛門虛寒脫出，人蔘 黃芪 蜜炒 當歸 白朮 生苄 白芍藥 酒炒 白茯苓 各一錢 升麻 吉更 陳皮 乾薑 炒 各五分 甘草炙 三分

蝟皮散(入門)治因泄痢脫肛，蝟皮 鱉甲 各一箇 燒存性 磁石 煅醋淬七次 五錢 桂心 三錢 爲末 每二錢空心米飮下

○ 一曰氣虛脫肛，其治有四 ○ 脾肺虛寒下陷者，宜蔘芪湯 補中益氣湯(內傷) ○ 血虛者，宜四物湯(血)加白朮 茯苓 ○ 腎虛寒者，宜八味元(藏腑) ○ 婦人臨産用力太過者，宜四物湯(血)加人蔘 甘草 升麻 外洗溫熱湯

○ 一曰熱而脫肛，其治有三 ○ 氣熱者，宜條芩 六兩 升麻 一兩 麵糊丸服 ○ 血熱者，宜四物湯(血)加黃栢 升麻 ○ 濕熱者，宜升陽除濕湯(泄瀉)

○ 一曰瀉痢不止，而滑脫者，宜蝟皮散，胃關煎(痢)加五味子 烏梅 蚊蛤 木香，或四物湯(血)加槐花 黃連 升麻

○ 一曰氣聚不散，而脫肛者，裡急而不得出，外脹而不得入，宜只角散糝付

---

12) 非止: '非但'과 같은 뜻으로, '단지 ~만이 아니다'는 뜻으로 쓰임.

枳角散(醫鑑)治藏毒, 只角二兩 黃連 白芍藥 各一兩 槐花 炒 地楡 各五錢 甘草 二錢半 每一兩水煎服

ㅇ 一曰小兒脫肛, 宜龍骨散

龍骨散(得効)治大腸虛, 肛門出, 龍骨 訶子 各五錢 鶯粟角 赤石脂 各四錢 沒石子 大者四箇 爲末 每二錢米飮下

ㅇ 又有肛門痒痛之証, 其活有三 ㅇ 便秘者, 宜當歸郁李仁湯, 秦艽白朮湯 ㅇ 心火盛而瘡痛者, 宜淸心丸(外科) ㅇ 虫在腸中者, 生艾苦練根煎湯薰洗, 仍服乾艾生薑煎湯

當歸郁李仁湯(東垣)治痔漏及脹[13]頭出, 郁李仁 皂角仁 燒 各一錢 只實 七分 秦艽 麻仁 當歸 梢 生苄 蒼朮 各五分 大黃 煨 澤瀉 各三分 水煎去滓八兩仁末和服

秦艽白朮丸(東垣)治痔大便燥, 秦艽 桃仁 皂角仁 燒存性 各一兩 當歸 梢 澤瀉 只實 白朮 各五錢 地楡 三錢 右爲末 麪糊和丸 芡實大 每一百丸 白湯下

經驗

ㅇ 人素有痔, 每勞役脫肛腫痛, 龔太醫[14]曰, 此中氣下陷, 用補中益氣湯 加茯苓 芍藥 十餘劑而愈

13) 脹: 문맥상 '瘡'字라야 맞음.

14) 龔太醫: 龔廷賢을 말함.

醫門寶鑑自序

世之攻乎醫者莫不有博施濟衆之志軒岐尙矣華扁以下仲景皐甫之賢生而有神術以救札瘥沒而有著書以詔後學古人之用心勤且摯矣但言不盡意書不盡言自非聞一知十之才有難默識而妙解故讀其書而學其術者猶不能盡傳其妙則向所謂博施濟衆之志雖能行於生前而未見功於身後矣降自魏晋以及元明良醫輩出著書愈多而詳略不同精粗各異間或有務爲發散而忽於補益又或有專言用藥而不及診證是故古人有言曰東垣升陽補氣丹溪滋陰降火互看而並取之可也此誠達論也我東陽平君許公纂集古今醫方著爲東醫寶鑑庶幾集群賢之大成而顧其爲書帙固汗漫語多重複詳者甚詳略者甚略世以是病之余於壯年有志於斯脫略世事經營數十載勞神費精遍歷古今醫書撮其精要間亦竊附己意作爲此編而先論病源以分其所因次言治法終之以用藥又以古今名醫及己所經驗者尾附于下使學者開卷瞭然其視病根如指掌則雖今初學庸醫逐證尋方庶乎不差其銖寸而輕重得宜本末有序可以救萬世夭札札命而措斯民於

春臺壽域之中矣苟有有志者恕其僭踰而廣其傳布以資診治則豈曰無補於世乎哉

歲在甲辰季春尙州周命新序

豆大留白陳皮一錢濃煎食前服少頃藥行與粥半匙少頃與神佑丸 減輕粉牽牛細丸津嚥十五丸 晝夜二藥各進四服食稍進熱退面不赤七日而愈

一女許婚後夫經商二年不歸無他病而不思食向壁而坐臥如癡丹溪曰思 想氣結也此藥 獨難治令激大怒而哭至三時許令父母解之與藥一貼更以夫回給之既而果然病如脫

一男子三月間房事後騎馬疲溪遇深沉沒濕衣 而連行十里許而抵家次日增寒壯熱肢 節頭疼似瘧非瘧醫作虛症補氣補血之藥互施不應反加滿悶不食只吃人乱汁六脉皆洪緩重按若牢右手尤甚虞花溪曰 此濕 鬱也用平胃散倍蒼朮加半夏伏令芎朮羌防香附木通砂仁煎服連進二貼至夜半遍身發紅丹如癮疹片時隨沒而大汗諸症皆減能食仍與前藥服三貼又以伏令滲濕湯倍白朮服二十貼而愈

虛損 附陰虛火動

虛者正氣不足之謂損者復縱嗜慾之謂究其所因不過內外感傷 盖外因 感寒久則損陽自 上而 下 感熱久則損陰自下而上內傷勞慾者始自五勞而轉生六極六極轉生七傷五勞應乎五臟六極應乎六腑也自上而下者 一損肺二損心三損胃自下而上者一損腎二損肝三損脾也五勞者久視傷血久臥傷氣久坐傷肉久立傷骨久行傷筋也六極者氣血筋骨肉精之極也七傷者五勞之中更加房勞思慮傷心腎則陰血虛勞役飢飽傷胃腑則陽氣虛此兩者合爲七也其症潮汗痰嗽食少神昏嗜臥遺精百節痠疼治之大要宜辨久虛暴虛及氣血之分陰虛者宜滋陰陽虛者宜補陽養脾胃調心腎其關鍵乎撮其八條詳陳如左又有陰虛火動之證付錄于下○通用小建中湯二神交濟

丹無比山藥元(方見養性)瓊玉膏當歸膏夏月六味元(臟腑)春秋腎氣丸(臟腑)冬八味元(臟腑)

小建中湯 (仲景)治虛勞裡急腹痛夢寐失精四肢痠疼手足煩熱咽乾口燥白芍藥五錢桂枝三錢甘草灸一錢薑五片棗四枚煎至半去滓下膠飴一兩再煎熔化服之

二神交濟丹 (入門)補虛勞治心脾腎三經虛損伏神薏苡仁各三兩酸棗仁杞杞子白朮神曲各二兩栢子仁芡仁生乾地黃麥門冬當歸人蔘陳皮白芍藥白伏令縮砂各一兩右末熟水四盞調煉蜜四兩煮山藥末四兩作糊丸如梧子米飮下五七十丸 入門云血虛甚去芍加鹿茸脾虧甚去地黃加五味子

無比山藥元 (局方)治虛勞補腎五味子六兩肉蓯蓉四兩兎絲子杜冲各三兩山藥二兩赤石脂伏神山茱萸巴戟牛膝澤瀉熟地黃各一兩爲末蜜丸梧子大米飮下百丸

當歸膏 (入門)治五勞七傷枸杞子當歸各五兩乾地黃白朮白芍藥以米粉同炒各四兩白伏令三兩薏苡仁二兩山藥麥門冬各一兩二錢半地骨皮蓮肉人蔘各一兩熟地黃貝母甘草各七錢半天門冬五錢五味子二錢半琥珀六分右用水五升入藥微火煎之再加水五升如此七次濾去滓文武火煎每斤加熟蜜四兩共熬成膏每取二茶匙空心白湯調下

○一日陽虛者卽氣虛也少氣懶語動作無力目無精光自汗不止形肥而而浮白脉弦而無力或沉微無力宜四君子湯(氣)桂附湯鹿茸大補湯

桂附湯 (入門)治陽虛血弱虛汗不止桂皮三錢附子炮二錢薑三片棗二枚

鹿茸大補湯 (入門)治虛勞少氣一切虛損肉蓯蓉杜冲各一錢白芍藥白朮附子炮人蔘官桂半夏石斛五味子各七分鹿茸黃芪當歸白伏令熟地黃各五分甘草二分五里薑三片棗二枚

一人體長而瘦患體虛而勞頭痛甚自分必死脉弦大而帶數丹溪以蔘朮爲君芎陳爲佐服至五六日未減但脉稍盛又膈滿不飢而腹脹遂以二陳湯加厚朴只角黃連以瀉其衛三貼而安

一老人頭目昏重手足無力吐痰相續脉左散大而緩右緩大不及左飲食略減而微渴大便三四日一行丹溪曰此大虛症也以蔘芪歸芎白朮陳皮濃煎下連檗丸三十九服一年後而精力如少壯

一僧病黃瘦倦怠羅公太無曰此念母所致也以牛肉猪肚肥甘等煮糜爛食之且慰諭之半月察其形稍甦以桃仁承氣湯日二貼下之皆是血塊痰積以蔬粥調理而安

一人年十八患虛勞熱嗽痰喘面赤自汗晝夜不能倒臥痰不絶口如此旬日命在須臾龔太醫曰六脉微數此陰虛火動也令其五更將壯盛婦人乳汁一鍾重湯煮溫作三四十口服之至天明服河車地黃丸一服少頃將大米末入山藥紅棗蓮肉桃仁數箇煮稀粥食之後半晌又清离滋坎湯二劑加竹瀝童便干汗少許頻頻服之至午又進前粥碗許加白雪膏食之半晌又造前藥二劑頻服至晝將晚又進前粥碗許又煎藥二劑睡則止醒則即服如此三晝夜藥不住口火乃暫息方得臥倒以後却減前藥一半過半月病減十之六七每只服湯藥一劑調理數月而安

一婦人年三十餘得虛勞一日所食比常五倍猶未充腹大便乾燥召余求治診其脉六部俱有力而右關微有數意余曰此熱痰積於脾胃善能消磨眞所謂胃中有熱則消穀善飢遂用調胃承氣湯二貼得瘥

余年三十時春間得感氣數日大痛因大勢稍減即爲出入作勞而所食不過三四次米飲將至一月僅得差蘇矣其翌年得虛勞一日所食羹飯至於數十器其餘乾脯飴糖之類鎭日不絶於口猶覺虛乏自汗頭眩若放大便則腹中廓如五臟若墜故多施補益之方藥則桂附蔘朮之屬食則牛肉陳鷄之物如是半載少有所効乃用魚鰾作珠爲末淡薑湯調服三四匙日四五次其後食數減半仍服四斤其症頓減繼用前藥加蛤粉炒白蒺藜等分作丸服數劑快愈後以法治此病皆見効盖虛勞補劑非止一二而其効之捷無如此藥故附錄焉

傷食 附酒病

傷食者傷於穀肉菜果之類也此因脾胃氣弱之時行化遲滯之致其症胸膈飽悶頭痛發熱惡食噯氣手按心口則痛治之大要先分上下次審虛實停於上脘氣壅痰盛者宜吐

一人四時出汗畏風不敢當雖炎天必須綿衣冬節氣喘 氣不相接續遇夏熱 淋白濁䰞太醫以荆芥防風羌活桂枝薄荷甘草一劑而愈

一婦人質素淸弱患大泄數日昏臥不知人事汗流遍身面部比 常稍大且紅潤 諸醫議論紛云余診其脉曰兩尺微弱欲絶此陽氣暴陷也遂用大固陽湯(方見虛損)加人蔘五錢官桂三錢 日進三貼 進輒有効蔘料至半斤而安

脫 肛

脫肛者肛門翻出也肺與大腸爲表裡肛爲大腸之門肺熱則肛門閉結肺虛則肛門脫出蓋由勞倦房慾久痢久瀉產育用力小兒呼叫耗氣之所致也治當溫補兼以升提其類五條詳陳于下○通用蔘芪湯蝟皮散外以五倍子薰洗

蔘芪湯 (回春)治肛門虛寒脫出人蔘黃芪蜜炒當歸白朮生芐白芍藥酒炒白茯苓各一錢升麻吉更陳皮乾薑炒各五分甘草炙三分

蝟皮散 (入門)治因泄痢脫肛蝟皮鱉甲各一箇燒存性磁石煆醋淬七次五錢桂心三錢爲末每二錢空心米飮下

○一日氣虛脫肛其治有四○脾肺虛寒下陷者宜蔘芪湯補中益氣湯(內傷)○血虛者宜四物湯(血)加白朮茯苓○腎虛寒者宜八味元(臟腑)○婦人臨產用力太過者宜四物湯(血)加人蔘甘草升麻外洗溫熱湯

○一日熱而脫肛其治有三○氣熱者宜條芩六兩升麻一兩麵糊丸服○血熱者宜四物湯(血)加黃栢升麻○濕熱者宜升陽除濕湯(泄瀉)

○一曰瀉痢不止而滑脫者 宜蝟皮散 胃關煎 (痢) 加五味子烏梅蚊蛤木香或四物湯(血)加槐花黃連升麻

○一曰氣聚不散而脫肛者裡急而不得出外脹而不得入宜只角散糝付

枳角散 (醫鑑)治藏毒只角二兩黃連白芍藥各一兩槐花炒地楡各五錢甘草二錢半每一兩水煎服

○一曰小兒脫肛宜龍骨散

龍骨散 (得効)治大腸虛肛門出龍骨訶子各五錢鶯粟角赤石脂各四錢沒石子大者四箇爲末每二錢米飮下

○又有肛門痒痛之証其活有三○便秘者宜當歸郁李仁湯秦艽白朮湯○心火盛而瘡痛者宜淸心丸(外科)○虫在腸中者生艾苦練根煎湯熏洗仍服乾艾生薑煎湯

當歸郁李仁湯 (東垣)治痔漏及脹頭出郁李仁皂角仁燒各一錢只實七分秦艽麻仁當歸梢生苄蒼朮各五分大黃煨澤瀉各三分水煎去滓八兩仁末和服

秦艽白朮丸 (東垣)治痔大便燥秦艽桃仁皂角仁燒存性各一兩當歸梢澤瀉只實白朮各五錢地楡三錢右爲末麪糊和丸芡實大每一百丸白湯下

經驗

一 人素有痔每勞役脫肛腫痛龔太醫曰此中氣下陷用補中益氣湯加茯苓芍藥十餘劑而愈

痔漏

痔漏者肛門邊內外有瘡是也成瘟不破曰痔潰出膿血曰漏痔輕而漏重痔實而漏虛也

13. 廣濟秘笈

📖 서지 사항

이 책은 조선 시대 正祖 14년(1790)에 이병모(李秉模)가 함경도 관찰사로 있을 때 거듭된 가뭄으로 기아가 심하였는데, 그곳의 많은 사람들이 藥을 알지 못하고, 또 鍼石을 알지 못하여 일찍 죽는 것을 보고, 進士 이경화(李景華)에게 일상 응급에 편리한 醫書를 편집하도록 명하고, 자기의 봉급으로 인쇄하여 광포(廣布)하였다고 한다. 이 책은 의약을 모르는 사람을 위하여 지었기 때문에 이해하기 어려운 병리설을 피하고 구급(救急), 잡병(雜病), 부인병(婦人病), 소아병(小兒病) 등에 관한 경험요방(經驗要方)을 수록하였고, 또 人蔘·當歸와 같이 얻기 쉬운 약재들의 단방치험(單方治驗)을 쓰고, 藥名에 우리말 이름을 붙여 일반 사람도 알기 쉽게 하였다. 이 책은 현재 서울대학교 규장각과 한독의약박물관에 소장되어 있다.

✍ 관련 연구

차웅석. 『廣濟秘笈』에 대한 書誌學的 硏究. 경희대학교 석사학위논문. 1997.

차웅석, 박찬국. 『廣濟秘笈』에 대한 書誌學的 硏究. 大韓原典醫史學會誌 10(2). 1997.

序

自古聖王之作，必有應時之醫，是故蒼周之興，秦和述六氣之論[1]，西漢之隆，淳于意著方脈[2]，我聖祖龍興之初，鄭敬先輯鄕藥方，以壽窮鄕之民，醫雖方技，有關於世治大矣，歲己酉[3]，余出按關北，其地右海左嶺，嵐瘴[4]交觸，民多疾病，其俗信巫而不信藥，日事祈禳，無救於死亡，甚可哀也．昔周益公著陰騭方，洪容齋撰夷堅志，不佞[5]雖昧醫藥，若得一良醫著方，家喩戶傳，則其利博矣．但恨不得其人，適閱尹圃巖贈李景華詩曰，肘後神方，向誰問．成都隱士，隱於醫，余遂紹介而致之，蒼顔白髮，雙瞳炯然，未嘗以醫自處，亦不避醫名，經史百家，無不硏究，尤致意於山河關防，道里險夷，忠臣烈婦，綱常大節，著志立傳，以見其意，盖無所展其才，而托醫爲隱者也．圃巖之詩，果不誣矣．乃告以余意，樂爲之用，燈鈔晷證[6]，三閱月以成書，凡四編，上自救急，中至雜病，下及婦人小兒，單方治法，無所不備，眞濟衆之寶筏，壽民之秘笈也．余乃損俸助工，以付剞劂[7]，廣布一路，尙亦有補於周洪二公之遺訣也歟．

---

1) 秦和述六氣之論: 진화(秦和)는 춘추시대 진나라의 명의 의화(醫和)를 일컬음. 그는 鬼神이 조화를 부려 疾病이 생기는 것이 아니라 自然界 氣候의 異常變化로 인해 생긴다고 주장하였으니, 그가 말하는 六氣는 陰陽風雨晦明을 뜻한다.

2) 淳于意著方脈: 순우의(淳于意)는 西漢時代의 저명한 醫家로, 창공(倉公) 또는 태창공(太倉公)이라고도 부른다. 『사기(史記)』에 보면, 그의 질병 치험례 25가지가 기재되어 있는데, 치료에 성공한 경험과 실패한 교훈이 기록되어 있어 中國 最初의 병안재료(病案材料)가 되는데, 당시 이를 『진적(診籍)』이라 불렀다.

3) 歲己酉: 1789년에 해당함.

4) 嵐瘴: 남(嵐)은 산 속에 생기는 아지랑이같은 기운을 말하며, 장(瘴)은 습하고 더운 땅에서 생기는 독기를 말하여, 풍토병(風土病)을 일으키는 나쁜 기운을 뜻함.

5) 不佞: 재주가 없는 사람이라는 뜻으로, 자기 자신을 겸손하게 지칭하는 말.

6) 燈鈔晷證: '등잔불을 켜는 밤에는 베끼고, 그림자가 지는 낮에는 증명하다'는 뜻으로 밤낮으로 열심히 노력하였다는 말.

7) 剞劂: 剞는 굽은 칼, 劂은 굽은 끌을 말하는데, 여기에서는 '조각(彫刻)'과 같은 뜻으로 쓰여 나무판에 새기거나 문서를 인쇄에 붙인다는 뜻임.

方今聖明光御, 萬物咸覩, 無一夫不被澤, 無一藝不見錄, 翁雖老矣, 吾知其必不能終於隱也. 然則是書也, 奚但壽北之民, 將見八路蒼生之同躋壽域, 而雖[8]謂之關世治可也.

聖上十四年庚戌[9]仲夏[10]下澣, 德水李秉模序.

凡例

一 是書以五中諸厥五節五發爲首者, 專是救急之意也, 閭巷之人, 卒遇此等急病, 瘡黃束手[11], 豈不憫矜[12], 復以七竅之痾[13], 咽喉之疾, 續編爲上卷.

一 凡醫書編秩浩繁, 方文汗漫, 非平日熟讀者, 臨急檢方, 多有未及之歎[14], 孫氏千金方序云, 方才檢得, 病已不救, 徵其言, 分類立方, 易於考閱云.

一 窮鄉僻邑, 無藥救急, 考閱綱目本草, 及保元諸方, 以人家尋常易得之料四十九種, 書名諺釋, 主治服法, 井井[15]畢俱, 使村人鄙夫, 臨病判用, 以爲備急之一助云.

一 古書有通用之例, 乾與干通, 薑與干, 棗與召, 咬與吆之類, 多遵古例書之云.

---

8) 雖: 오히려.

9) 聖上十四年庚戌: 正祖 14년(1790)에 해당함.

10) 仲夏: 음력 4월을 말함.

11) 瘡黃束手: '瘡黃'은 얼굴이 붉으락푸르락하여 당황하는 모습을 말하며, '束手'는 어떻게 손을 쓸지 몰라서 아무 일도 하지 못하는 상황을 말한다.

12) 憫矜: 불쌍하고 가엾게 여긴다는 뜻임.

13) 痾: 오래된 병.

14) 未及之歎: '及'字는 '손을 쓰는데 미치다'로 해석함.

15) 井井: 일이나 행동에 절도가 있는 모양이나, 정결하고 고요한 모양을 말함.

一 釋字音義, 古法也, 況遐鄕[16]文識不足, 似有註誤之道, 其持疑處, 依古例釋之云.

跋

走少也, 誦短文搆小策, 以求出身之計, 旣又自歎曰, 先輩, 文不過郵丞, 武不過執戟, 假使決科, 生於西土, 澤民利物, 非可望也. 遂棄擧子業, 體范公願爲之心, 學丹溪猶仕之訓, 一意蒼扁[17], 于今五十有餘年, 略窺古人糟粕, 施自一鄕, 播及遠方, 聲聞之過, 固所恥之, 而問者雖一日十輩, 不避勞苦, 殫竭酬應者, 皆欲不負初心也. 歲庚戌[18], 靜修李公, 觀察北關, 適値荐飢[19], 減價糶[20]穀, 盡心接濟之暇, 更念北俗貿, 貿藥不知溲渤[21], 針不解砭石, 夭枉札瘥, 往往有之, 悶而憐之, 召致余子舍, 要輯救濟之方, 以爲廣布, 計其仁人愛物之心, 足以感神明, 而及豚魚矣. 余乃樂爲之役, 捜羅百氏, 參以舊聞, 集成此書, 病者雖千百其形, 治法無所不備, 庶幾簡而約, 約而不至於忽, 上可以副公託, 下可以遂平日之心, 亦一幸會耳, 若使我公推此心, 於廊廟之上, 則非但北方陰崖之回春, 亦使東土蒼生, 同躋壽域矣, 於是乎跋.

聖上十四年歲庚戌季夏, 進士李景華跋.

---

16) 遐鄕: '멀리 떨어진 고을'이라는 뜻으로, 주위와 왕래가 드물어 그곳 사람들이 대부분 문자를 알지 못할 만큼 멀리 떨어져 구석진 곳에 있는 마을을 말함.

17) 蒼扁: 蒼公 淳于意와 扁鵲을 말함.

18) 歲庚戌: 正祖 14年(1790)에 해당함.

19) 荐飢: 거듭 굶주린다는 뜻으로, 흉년이 계속됨을 비유한 것이다. 荐: 거듭할 천.

20) 糶: 쌀 내어 팔 조.

21) 溲渤: 우수마발(牛溲馬渤)의 준말로 소 오줌과 말불버섯을 뜻하는데, 이들은 천한 약재로서 평시에는 잘 쓰지 않는 데서 유래하여, 볼품없고 하찮은 물건을 비유하는데 쓴다.

廣濟秘笈序

自古聖王之作必有應時之醫是故蒼周之與秦和述
六氣之論西漢之隆淳于意著方脉我　聖祖龍興之
初鄭敬先輯鄉藥方以壽窮鄉之民醫雖方技有關於
世治大矣歲己酉余出按關北其地右海左嶺嵐瘴交
觸民多疾病其俗信巫而不信藥日事祈禳無救於死
亡甚可哀也昔周益公著陰騭方洪容齋撰夷堅志不
佞雖昧醫藥若得一良醫著方家喻戶傳則其利溥矣
但恨不得其人適閱尹圃巖贈李景華詩肘後神方
向誰問成都隱士隱於醫余遂貽价而致之蒼顏白鬢
雙瞳炯然來者以醫自[illegible]醫名[illegible]

研究尤致意於山河關防道里險夷忠臣烈婦綱常大節著志立傳以見其意蓋無所展其才而托醫爲隱者也圃巖之詩果不誣矣乃告以余意樂爲之用燈錄叅證三閱月而成書凡四編上自救急中至雜病下及婦人小兒單方治法無所不備眞濟衆之寶筏壽民之秘笈也余乃捐俸助工以付剞劂廣布一路尚亦有補於周洪二公之遺訣也嚮方今 聖明光御萬物咸覩無一夫不被澤無一藝不見錄翁雖老矣吾知其必不能終於隱也然則是書也奚但壽北之民將見八路蒼生之同躋壽域而雖謂之關世治可也

聖上十四年庚戌仲夏下澣德水李秉模序

東醫寶鑑 許浚撰號龜巖

東人經驗方 二卷不著姓氏

東醫聞見方 李碩幹蔡得己朴濂許任撰

李碩幹方 一卷

醫林撮要 楊禮壽著號退思翁書凡十二卷

許任方 一卷剽竊神應經者也

黃氏經驗方 清黃世賢著一卷其子爲覲要名白給外國人者無足可觀

歷驗者即淺見平日所驗者也附諸各門之末續貂之責烏得免哉

凡例

一是書以五中諸厥五絕五蔎爲主 自者專是救急之書

也閭巷之人卒遇此等急病蒼黃束手豈不憫矜
復以七竅之病咽喉之疾續編為上卷
一凡醫書編秩浩繁方文汗漫非平日熟讀者臨急檢
方多有未及之歎孫氏千金方序云方才檢得病已
不救徵其言分類立方易於考閱云
一窮鄉僻邑無藥救急考閱綱目本草及保元諸方以
入家尋常易得之料四十九種書名諺釋主治服法
幷幷畢俱使村人鄙夫臨病判用以為備急之一助
云
一古書有通用之例乾與干通薑與干棗與召咬與吹
之類多遵古例書之云

廣濟秘笈卷一

一釋字音義古法也况遐鄉文識不足似有誤註之道其持疑處依古例釋之云

釋音義

勺 結約 秘 同瘂 濾 同爈 熬 熬同 煎也 鈔 炒 冺 藥 醮 付 同 傍

運 暈 同 干 乾 通 酢 酷同 亦同 醋 苦酒 醋也 奶 乳 同 石 橐 同

干 薑 通 癈 瘂 同 螢 猫 同 消 硝 通 冲 衝 通 盜 盖 通 籠 籠 同

撚 俗 紙 心 荼清 荼之 清汁 人言 信石 砒礵 即 內 納 通 盎 鼓 同

搽 塗 同 固濟 入火 煅也 栢 栢柏 拍鵲 也瓜甲 提 바리 나가다 泔

米泔 末 水和 地瞥 掘地注 水攪澄 桃梟 桃草 也 曲 麯 通 穰 鼓 着 德 拉

處 乙 起 同 夫 麩 同 立 粒 通 鉄繡 赤 衣 接搦 다 로 긔

化 開 헤 다 一 鮎涎 메 역 의 춤 痓 又 張 麪 末 也 鼻勾 疾 鼻 腸

廣濟秘笈跋

走少也誦短文搆小策以求出身之計既又自歎曰伏輩文不過鄙巠武不過執戟傚使決科注於西土澤民利物非可望也遂棄舉子業體范公願為之心學丹溪猶仕之訓一意蒼扁于今五十有餘年略窺古人糟粕施自一鄉播及遠方聲聞之過固所恥之而問者雖一日十輩不避勞苦殫竭酬應者盖欲不負初心也歲庚戌靜修李公觀察北關適值荐飢減價糴穀盡心接濟之暇更念北俗貿貿藥不知溲渤針不解砭石夭枉札瘥往往有之悶而憐之召致余子舍要輯救濟之方以為廣布計其仁人愛物之心足以感神明而及豚魚矣

余乃樂爲之役搜羅百氏參以舊聞集成此書病者雖千百其形治法無所不備庶幾簡而約約而不至於忽上可以副公託下可以遂平日之心亦一幸會耳爲是我公推此心於廊廟之上則非但北方陰崖之回春者使東土蒼生同躋壽域矣於是乎跋

聖上十四年歲庚戌季夏進士李景華跋

14. 濟衆新編

📖 서지 사항

이 책은 正祖 23년(1799)에 出版된 책으로, 강명길(康命吉)이 편찬하였다. 이 책은 그 대부분을 『동의보감(東醫寶鑑)』에서 긴요(緊要)한 것만을 취하여 편성하였는데, 체제가 『동의보감』을 따르고 있으나 임상에 편리하게 바꾸어 놓았다. 즉, 『동의보감』의 「내경편(內景篇)」 「외형편(外形篇)」을 뒤로 미루고, 卷之一에 風·寒·暑·濕·燥·火의 六氣病을 두고, 卷之二에 內傷을 둔 후에, 비로소 身形, 精, 氣門을 두었다. 이는 『향약집성방(鄉藥集成方)』, 『의문보감(醫門寶鑑)』 등과 같은 임상서(臨床書)의 體制를 따른 것이다. 논설과 처방내용은 『동의보감』을 축약한 것으로, 각 문의 原因, 病狀, 脈法, 治法 등을 나누지 않고 축약하여 함께 논하였다. 처방은 대부분 『동의보감』에서 취하였으며, 매 門에 들어가서는 『동의보감』보다 더 보기 쉽게 분류하여 처방을 실은 곳도 있고, 합쳐서 처방을 실은 곳도 있다.

✍ 관련 연구

김대원. 康命吉의 『濟衆新編』. 한국보건사학회지 3(1). 1995.

김종열. 『제중신편』의 연구. 경희대학교 박사학위논문. 1993.

김종열, 박찬국. 『濟衆新編』의 연구. 大韓原典醫史學會誌 6. 1992.

김현경. 濟衆新編 養老門 食治方 연구. 경희대학교 석사학위논문. 2012.

김호. 正祖代의 의료 정책과 『濟衆新編』의 간행. 韓國醫史學會誌 12(2). 1999.

오재근, 윤창열. 조선 의서 중의 藥性歌에 대한 연구: 『제중신편』, 『의종손익』을 중심으로. 大韓韓醫學原典學會誌 24(3). 2011.

이정화. 『濟衆新編』 현존본의 서지적 연구. 서지학연구 47. 2010.

이정화. 『濟衆新編』의 간행과 頒賜에 관한 연구. 서지학보 34. 2009.

이정화. 『濟衆新編』의 「養老」와 「藥性歌」에 관한 연구. 韓國醫史學會誌 22(2). 2009.

이정화. 『濟衆新編』의 인용문헌 연구. 서지학보 35. 2010.

이정화. 『濟衆新編』의 編纂과 刊行 및 流布에 관한 硏究. 성균관대학교 박사학위논문. 2010.

이정화, 안상우. 『濟衆新編』 藥性歌의 書誌的 고찰. 대한본초학회지 24(3). 2009.

지창영. 『濟衆新編』과 『東醫寶鑑』의 비교 연구. 韓國醫史學會誌 21(1). 2008.

지창영. 『濟衆新編』을 통해 살펴본 康命吉의 醫學思想. 경희대학교 석사학위논문. 2000.

지창영. 『濟衆新編』의 醫史學的 考察. 경희대학교 박사학위논문. 2003.

지창영. 『濟衆新編』의 인용방식에 대한 연구. 韓國醫史學會誌 21(1). 2008.

序

天地之大德曰生, 旣生生之矣, 厚生保生之道, 惟食與藥, 而必資於聖人之代其工, 是故農嘗際於敎耕, 軒問並於畫井, 醫之有關於贊化育已自邃古而然也. 我聖上奧在先朝侍湯之暇, 深推斯民廣庇之仁, 使太醫康命吉, 就古今諸方, 探源窮委, 芟繁補漏, 候陰陽而辨內外, 該診息而括經驗, 分門彙類, 提綱挈維, 雖遐鄕窮蔀之民, 一開卷, 亦自瞭然, 於對證之劑, 書凡八編, 至是告成, 命曰濟衆新編. 開印內閣, 廣布中外, 以臣提擧內局, 命序之, 臣竊念堯舜大聖也, 博施濟衆, 其猶病諸, 夫二帝之治, 蕩乎巍乎, 煕如皡如, 薄海蒼生, 咸囿耕鑿之樂, 豈有一夫之不濟, 特聖不自聖, 自視欿然, 故夫子言其病諸者, 乃所以深讚其能事, 極功之底於濟衆也. 恭惟殿下, 政先重農, 德洽惠鮮, 斂福錫福, 厥民用康, 而猶恐夫病於廣濟, 拳拳垂意於斯, 編者如此, 殿下之心, 卽堯舜之心, 而厚生保生之德, 其將同歸於天地生物之仁猗歟. 盛哉, 傳曰, 其數可陳也, 其義難知也, 蓋言乎六藝, 而醫亦六藝之流耳, 鍼石湯熨, 草木蟲魚, 五苦六辛[1], 卽所謂數也, 究性命之原, 辨六氣之運, 表榮衛之分, 導民於中和, 以養生引年, 卽所謂義也. 數譬則俎豆之事, 有司存焉[2], 義非神而明之, 孰能與也, 臣嘗聞聖敎羣聖之言, 萬理皆備, 已言者, 不是多, 未言者, 不是不足, 譬如醫家槩言五味之爲某性, 而已某性宜寒也, 反或宜於熱, 某性宜熱也, 反或宜於寒, 此在醫者原其性, 而變而通之耳, 旣言其性, 則本宜寒而或宜熱, 本宜熱而或宜寒者, 正以其性之元具此理, 非於性外別有他理, 大哉言乎, 斯乃書外之旨, 而爲醫者, 必以意會之, 然後始可喩其旨, 由數求義之

---

1) 五苦六辛: 다섯 가지 쓴맛이 나는 약재와 여섯 가지 매운 맛이 나는 약재. 『유문사친(儒門事親)』卷十四에서는 "以爲五苦者, 五藏爲裏, 屬陰, 宜用苦劑, 謂酸苦涌泄爲陰. 六辛者, 六府爲表, 屬陽, 宜用辛劑, 謂辛甘發散爲陽, 此其義也"라 하여, 五藏에는 苦味를 가진 약물을 사용하고, 六府에는 辛味를 가진 약물을 사용한다고 설명하였다.

2) 『論語・泰伯』第八에 나오는 문장임.

妙, 其於是乎在, 敢並爲述.

歲己未[3]季秋 大匡輔國崇祿大夫 議政府 左議政 臣李秉模 奉敎謹序

凡例

一 古方雖多, 症論浩繁, 後學莫知要領, 今廣取諸方, 刪繁取要, 症與脉各立分類, 當用之方, 列書其下, 使覽者, 開卷瞭然在目焉.

一 俗方之可用者, 亦爲取錄.

一 脉症治三條, 皆取諸方書中, 最緊之語, 合而成文, 難以區別, 故不錄引用書名, 只於藥方下, 各標所見之書.

一 老人之病, 異於少壯, 故別爲增補.

一 瘟疫治法, 古方今多不驗, 故略存梗槩[4].

一 藥性註解者, 方書雖多, 皆未免浩繁, 只抄萬病回春, 壽世保元歌括, 又附新增八十三首[5].

一 曾所製方經驗, 及間以己意, 論症添補者, 不避僭越, 亦爲載錄, 而皆書新增以別之.

一 內醫院進上藥, 則皆書內局以別之.

---

3) 歲己未: 正祖 二十三年(1799)임.

4) 梗槩: 줄기, 대강.

5) 『濟衆新編』 藥性歌에는 『萬病回春』과 『壽世保元』에서 가져온 303首와 신증(新增)한 83首를 더하여 모두 386首가 수록되어 있음.

藥性歌 元三百三首增八十三首 一部

人參味甘，大補元氣，止渴生津，調榮養衛 심[6] 肺中實熱，並陰虛火動，勞嗽吐血，勿用肺虛氣短少氣，虛喘煩熱，去蘆用之，反藜蘆忌鐵.

黃芪性溫，收汗固表，托瘡生肌，氣虛莫少 단너ᄉᆞᆷ불휘 得防風其功愈大，用綿軟箭幹者，以蜜水浸炒用之.

白朮甘溫，健脾强胃，止瀉除濕，兼敺痰痞 삽둇불휘 去蘆油.

茯苓味淡，滲濕利竅，白化痰涎，赤通水道 去皮.

甘草甘溫，調和諸藥，炙則溫中，生則瀉火 解百藥毒，反甘遂海藻大戟芫花，梢去溺管澀痛，節消癰疽癤腫，子除胷熱，身生炙隨用.

當歸性溫，生血補心，扶虛益損，逐瘀生新 승엄초불휘 頭止血上行，身養血中守，尾破血下流，全活血不走，酒浸洗體肥痰盛，薑汁漬曬乾用.

川芎味溫，能止頭疼，養新生血，開鬱上行 궁궁 不宜單服久服，令人暴亡.

白芍酸寒，能收能補，瀉痢腹痛，虛寒勿用 함박곳불휘 下痢用炒，後重用生.

赤芍酸寒，能瀉能散，破血通經，產後勿犯.

生地微寒，能淸濕熱，骨蒸煩勞，兼消瘀血 忌蘿蔔，薑汁炒，不泥膈痰，忌銅鐵.

熟地微溫，滋腎補血，益髓塡精，烏髭黑髮 酒浸蒸用，勿犯鐵器，忌蘿蔔.

麥門甘寒，解渴祛煩，補心淸肺，虛熱自安 겨으ᄉᆞ리불휘 溫水漬去心，不令人心煩，忌鐵.

天門甘寒，肺痿肺癰，消痰止嗽，喘熱有功 溫水漬去心皮，忌鐵.

黃連味苦，瀉心除痞，淸熱明目，厚腸止痢 去鬚，生用瀉心淸熱，酒炒厚腸胃，薑炒止嘔吐.

黃芩苦寒，枯瀉肺火，子淸大腸，濕熱皆可 속서근풀 去朽枯，飄者，治上焦，條實者，治下焦.

---

6) 약재의 한글표기는 일반적으로 두 가지 경우가 있음. 여기와 같이 해당 약재의 藥性歌 아래에 두는 경우와 약재 명칭 위쪽 광각에 표기하는 방법이 있음.

黃栢苦寒, 降火滋陰, 骨蒸濕熱, 下血堪任 황벽나모겁질 去粗皮, 切片蜜炒酒炒人乳炒童便炒, 或生用隨病用之, 忌鐵.

梔子性寒, 解鬱除煩, 吐衄胃痛, 火降小便 지치 清上焦鬱熱, 用慢火炒黑, 淸三焦實火, 生用能淸曲屈之火.

連翹苦寒, 能消癰毒, 氣聚血凝, 濕熱堪逐 어어리나모여름 去心.

石膏大寒, 能瀉胃火, 發渴頭痛, 解肌立安.

滑石沉寒, 滑能利竅, 解渴除煩, 濕熱可療 곱돌 白色者佳, 雜色有毒.

知母味苦, 熱渴能除, 骨蒸有汗, 痰咳皆舒 去皮毛, 忌鐵器, 生用瀉胃火, 酒炒瀉腎火.

貝母味寒, 止嗽化痰, 肺癰肺痿, 開鬱除煩 去心.

大黃苦寒, 破血消瘀, 快膈通腸, 破除積聚 쟝군풀 酒炒上達巓頂, 酒洗中至胃脘, 生用下行.

芒硝苦寒, 實熱積聚, 蠲痰潤燥, 疏通便閉 卽朴硝, 用再煎煉, 傾入盆內, 結成芒硝也.

柴胡味苦, 能瀉肝火, 寒熱往來, 瘧疾均可 묏미나리 去蘆, 忌銅鐵.

前胡微寒, 寧嗽消痰, 寒熱頭痛, 痞悶能安 사양칫불휘 去蘆毛, 軟者佳.

升麻性寒, 淸胃解毒, 升提下陷, 牙疼可逐 싀뎔가릿불휘.

桔梗味苦, 療咽腫痛, 載藥上升, 開胷利壅 도랏 去蘆.

紫蘇味辛, 風寒發表, 梗下諸氣, 消除脹滿 ᄎᆞ조기.

麻黃味辛, 解表出汗, 身熱頭疼, 風寒發散 止汗用根.

葛根味甘, 傷寒發表, 溫瘧往來, 止渴解酒 츩불휘.

薄荷味辛, 最淸頭目, 祛風化痰, 骨蒸宜服 영싱이.

防風甘溫, 能除頭暈, 骨節痺疼, 諸風口噤 병풍나모불휘 去蘆.

荊芥味辛, 能淸頭目, 表寒祛風, 治瘡消瘀 뎡가.

細辛辛溫, 少陰頭痛, 利竅通關, 風濕皆用 去土葉.

羌活微溫, 祛風除濕, 身痛頭疼, 舒筋活骨 강호리.

獨活甘苦, 頸項難舒, 兩足濕痺, 諸風能除 삿들흡.

白芷辛溫, 陽明頭疼, 風熱瘙癢, 排膿通用 구리댓불휘.

藁本氣溫, 除痛巓頂, 寒濕可祛, 風邪可屛.

香附味甘, 快氣開鬱, 止痛調經, 更消宿食 향부즈 搗去毛 忌鐵.

附 方藥合編 藥性歌 一部[7]

人蔘味甘補元氣, 止渴生津調榮衛.

黃芪甘溫收汗表, 托瘡生肌虛莫少.

白朮甘溫健脾胃, 止瀉除濕兼痰痞.

茯苓味淡利竅美, 白化痰涎赤通水.

甘草甘溫和諸藥, 生能瀉火炙溫作.

當歸性溫主生血, 補心扶虛逐瘀結.

川芎性溫止頭疼, 養新生血開鬱升.

白芍酸寒腹痛痢, 能收能補虛寒忌.

赤芍酸寒能散瀉, 破血通經產後怕.

生地微寒淸濕熱, 骨蒸煩勞消瘀血.

熟地微溫滋腎水, 補血烏髭益精髓.

麥門甘寒除虛熱, 淸肺補心煩渴撤.

天門甘寒肺癰痿, 喘嗽熱痰皆可宜.

黃連味苦主淸熱, 除痞明目止痢泄.

黃芩苦寒瀉肺火, 子淸大腸濕熱可.

---

7) 여기에 수록된 내용은『濟衆新編』藥性歌와 비교해 보기 위하여 순서를 바꾸어 놓은 것으로,『方藥合編』에 수록된 순서와는 차이가 있음.

黃栢苦寒主降火, 濕熱骨蒸下血可.
梔子性寒降小便, 吐衄鬱煩胃火煽.
連翹苦寒消癰毒, 氣聚血凝濕熱屬.
石膏大寒瀉胃火, 發渴頭痛解肌可.
滑石沈寒滑利竅, 解渴除煩濕熱療.
知母味苦熱渴除, 骨蒸有汗痰咳舒.
貝母微寒痰嗽宜, 開鬱除煩肺癰痿.
大黃苦寒破血瘀, 快膈通腸積聚除.
芒硝苦寒除實熱, 積聚燥痰及便窒.
柴胡味苦瀉肝火, 寒熱往來瘧疾可.
前胡微寒寧嗽痰, 寒熱頭痛痞可堪.
升麻性寒清胃能, 解毒升擧並牙疼.
桔梗味苦療咽腫, 載藥上升開胸壅.
紫蘇味辛解風寒, 梗能下氣脹可安.
麻黃味辛能出汗, 身熱頭疼風寒散.
葛根味甘解傷寒, 酒毒溫瘧渴並安.
薄荷味辛淸頭目, 風痰骨蒸俱可服.
防風甘溫骨節痺, 諸風口噤頭暈類.
荊芥味辛淸頭目, 表寒祛風瘡瘀蹙.
細辛辛溫通關竅, 少陰頭痛風濕要.
羌活微溫祛風濕, 身痛頭疼筋骨急.
獨活甘苦項難舒, 兩足濕痺風可除.
白芷辛溫排膿往, 陽明頭疼風熱痒.
藁本氣溫祛風能, 兼治寒濕巓頂疼.
香附味甘消宿食, 開鬱調經痛可息.

濟衆新編序

天地之大德曰生旣生生之矣厚生保生之道惟食
與藥而必資於聖人之代其工是故農嘗際於敎耕
軒問岐於畫井醫之有關於贊化育已自邃古而然
也我
聖上學在
先朝侍湯之暇濬推斯民廣庇之仁使太醫康命吉就
古今諸方撥源窮委芟繁補漏候陰陽而辨內外證
診息而括經驗分門彙類提綱挈維雖遐鄉窮蔀之
民一開卷亦自瞭然於對證之劑書凡八編至是告

濟衆新編 序 一

成命曰濟衆新編開印內閣廣布中外以臣提舉內
局命序之臣竊念堯舜大聖也博施濟衆其猶病
諸夫二帝之治蕩乎巍乎熙如皡如薄海蒼生咸囿
耕鑿之樂豈有一夫之不濟特聖不自聖自視歉然
故夫子言其病諸者乃所以深讚其能事極功之底
於濟衆也恭惟
殿下政先重農德洽惠鮮斂福錫福厥民用康而猶恐
夫病於廣濟拳拳垂意於斯編者如此
殿下之心即堯舜之心而厚生保生之德其將同歸於
天地生物之仁猗歟盛哉傳曰其數可陳也其義難

知也蓋言乎六藝而醫亦六藝之流耳鍼石湯熨草木蟲魚五苦六辛卽所謂數也究性命之原辨六氣之運表榮衛之分導民於中和以養生引年卽所謂義也數譬則俎豆之事有司存焉義非神而明之孰能與也臣嘗聞 聖敎羣聖之言萬理皆備已言者不是多未言者不是不足譬如醫家槩言五味之爲某性而已某性宜寒也反或宜於熱某性宜熱也反或宜於寒此在醫者原其性而變而通之耳旣言其性則本宜寒而或宜熱本宜熱而或宜寒者正以其性之元具此理非於性外別有他理大哉言乎斯乃

書外之旨而爲醫者必以意會之然後始可喩其旨由數求義之妙其於是乎在敢並爲述歲己未季秋

大匡輔國崇祿大夫議政府左議政 臣 李秉模奉

敎謹序

濟衆新編凡例

一古方雖多症論浩繁後學莫知要領今廣取諸方删繁取要症與脉各立分類當用之方列書其下使覽者開卷瞭然在目焉

一俗方之可用者亦爲取錄

一脉症治三條皆取諸方書中最緊之語合而成文難以區別故不錄引用書名只於藥方下各標所見之書

一老人之病異於少壯故別爲增補

一瘟疫治法古方今多不驗故略存梗槩

一藥性註解者方書雖多皆未免浩繁只抄萬病回春
壽世保元歌括又附新增八十三首

一曾所製方經驗及間以己意論症添補者不避僭越
亦爲載錄而皆書新增以別之

一內醫院 進上藥則皆書內局以別之

濟衆新編卷之八

內局首醫臣康命吉奉 教撰

藥性歌 元三百三首 增八十三首

人參味甘大補元氣止渴生津調榮養衛 삼 肺中實熱並陰虛火動勞嗽吐血勿用肺虛氣短少氣虛喘煩熱去蘆用之反藜蘆忌鐵

黃芪性溫收汗固表托瘡生肌氣虛莫少 단너삼불휘 得防風其功愈大用綿軟箭幹者以蜜水浸炒用之

白朮甘溫健脾強胃止瀉除濕兼歐痰痞 삽듓불휘 去蘆油

茯苓味淡滲濕利竅白化痰涎赤通水道 去皮

甘草甘溫調和諸藥炙則溫中生則瀉火 解百藥毒反甘遂海藻大

戟芫花梢去溺管澀痛節消癰疽瘀腫子除胷熱身生灸隨用

當歸性溫生血補心扶虛益損逐瘀生新 승엄조불휘頭止血上行身養血中守尾破血下流全活血不走酒浸洗體肥痰盛薑汁漬曬乾用

川芎味溫能止頭疼養新生血開鬱上行 궁궁不宜單服久服令人暴亡

白芍酸寒能收能補瀉痢腹痛虛寒勿用 함박곳불휘下痢用炒後重用生

赤芍酸寒能瀉能散破血通經產後勿犯

生地微寒能清濕熱骨蒸煩勞兼消瘀血 忌蘿蔔薑汁炒不泥膈痰忌銅鐵

熟地微溫滋腎補血益髓塡精烏髭黑髮 酒浸蒸用勿犯鐵器忌蘿蔔

麥門甘寒解渴祛煩補心淸肺虛熱自安 겨으사리블휘溫水潰去心不令人心煩忌鐵

天門甘寒肺痿肺癰消痰止嗽喘熱有功 溫水漬去心皮忌鐵

黃連味苦瀉心除痞淸熱明目厚腸止痢 去鬚生用瀉心淸熱酒炒厚腸胃薑炒止嘔吐

黃芩苦寒枯瀉肺火子淸大腸濕熱皆可 속서근플去朽枯飄者治上焦條實者治下焦

黃栢苦寒降火滋陰骨蒸濕熱下血堪任 황벽나모겁질去粗皮切

藥性 十三

梔子性寒解鬱除煩吐衄胃痛火降小便（지지清上焦鬱熱用慢火）
（片蜜炒酒炒人乳炒童便炒或生用隨病用之忌鐵）
（炒黑清三焦實火生用能清曲屈之火）

連翹苦寒能消癰毒氣聚血凝濕熱堪逐（어어리나모여름去心）

石膏大寒能瀉胃火發渴頭痛解肌立安

滑石沉寒滑能利竅解渴除煩濕熱可療（곱돌白色著佳雜色有毒）

知母味苦熱渴能除骨蒸有汗痰咳皆舒（去皮毛忌鐵器生用瀉胃）
（火酒炒瀉腎火）

貝母微寒止嗽化痰肺癰肺痿開鬱除煩（去心）

大黃苦寒破血消瘀快膈通腸破除積聚（장군풀酒炒上達巓頂酒）

洗中至胃脘生用下行

芒硝苦寒實熱積聚蠲痰潤燥疏通便閉 即朴硝用水煎煉傾入盆內結成芒硝也

柴胡味苦能瀉肝火寒熱往來瘧疾均可 묏미나리去蘆忌銅鐵

前胡微寒寧嗽消痰寒熱頭痛痞悶能安 사양칫불휘去蘆毛軟者佳

升麻性寒清胃解毒升提下陷牙疼可逐 끠뎔가릿불휘

桔梗味苦療咽腫痛載藥上升開胸利壅 도랏去蘆

紫蘇味辛風寒發表梗下諸氣消除脹滿 ᄎᆞ조기

麻黃味辛解表出汗身熱頭疼風寒發散 止汗用根

葛根味甘傷寒發表溫瘧往來止渴解酒 츩불휘

薄荷味辛最淸頭目祛風化痰骨蒸宜服 영싱이

防風甘溫能除頭暈骨節痺疼諸風口噤 병풍나모불휘去蘆

荊芥味辛能淸頭目表寒祛風治瘡消瘀 뎡가

細辛辛溫少陰頭痛利竅通關風濕皆用 去土葉

羌活微溫祛風除濕身痛頭疼舒筋活骨 강호리

獨活甘苦頸項難舒兩足濕痺諸風能除 짯들흡

白芷辛溫陽明頭疼風熱瘙癢排膿通用 구리뎃불휘

藁本氣溫除痛巓頂寒濕可祛風邪可屛

香附味甘快氣開鬱止痛調經更消宿食 향부ᄌᆞ搗去毛忌鐵

15. 本草附方便覽

🕮 서지 사항

이 책은 조선 哲宗 6년(1855)에 혜암 황도연(惠庵 黃度淵)이 撰한 것으로 필사본 14책 28권으로 되어 있다. 서명을 『본초부방편람(本草附方便覽)』이라 하였듯이, 본초서(本草書)에는 각각의 藥物 뒤에 부방(附方)을 붙여놓았는데, 약물분류(藥物分類)를 위주로 하였기 때문에 부방(附方)을 찾아보기가 매우 불편하였다. 이런 불편을 없애기 위하여 『동의보감(東醫寶鑑)』의 目次에 따라 病證을 분류한 다음 藥物을 수록하고 附方을 붙여놓았다. (채견재(蔡繭齋)의 『본초침선(本草針線)』을 주로 참고하였음.) 그러므로 처방내용이 주로 단방(單方)이고, 辨證은 잘 되어있지 않으나, 病證에 따라 약을 분류하였으므로 初學者라 하더라도 약을 이해하기가 쉽게 되어 있다.

✍ 관련 연구

오재근, 김용진. 조선 후기 『본초강목』의 전래와 그 활용: 『본초정화』, 『본초부방편람』을 중심으로. 의사학 20(1). 2011.

序文

本草繼天元玉冊，而玉冊口授無書，則本草爲醫書之始，雖夙羲數千餘祀，其間神聖之普濟夭札，必有其方意者，鬼臾區所傳秪論病之原委，而其藥皆能當而用之歟. 炎帝御世生齒[1]漸繁，大樸將殘，且敎耕食穀，則人之腸胃筋骨，必將脆弱易病，而稟質與慧知視羲巴汚下，則安知後之診治者，不以溫爲熱，認凉爲寒，而生民之普羅其毒耶，於是創爲是書，以詔來裔其爲萬世慮至深厚也，世級漸降，百崇迭作，巧工名家，間亦不乏，術益精而方益密，自以爲擴前所未發，殊不知其所謂精密者，羲農略之以俟，夫嗣沒之神而明之者，自有其人也，歷代醫家，凡於飛潛動植金石沙札之可以需用者，靡不曲蒐旁羅編入，是書苟能得其脉，而知其崇則或單方而立效，或互濟而奇中，其不中者，豈藥之罪耶，然而古者嘗其味而知其性，敢必言某物合治其証物下注証不得不○也，後人膠守而不知變，且縹帙浩汗而物名播在各部放，每當病家之討方，雖得其証而未知的用何物，散秩搜索，未易周覽，倉卒昏夜，尤難考檢，或得此遺彼，或認似爲眞，則服徒失效，而又害之，人之性命，判在晷刻，可不主愼也哉. 余於是書思所以捷於考據，乃依寶鑑精氣神，以至百體，隨証而蒐方，又取蔡藹齋鍼線以備寶鑑之未備，其奇証恠[2]崇之現於各部，而合用之藥，靡不備載，於是本草之用，不煩搜索，而金石草木，虫魚之類，各自效技於對証之投，是猶尋根討株隨幹辨條，而千花萬葉，擧皆森森於目中矣. 然則是編之出雖作書攻監理者，皆可按方而治，至於窮鄕遐裔之絶無醫藥者，亦不無單方之見效矣. 其於博施之道，未必不爲少助，則雖不敢妄謂是書之有待於今，而其爲寶鑑鍼線之羽翼，則或庶幾焉爾. 雖然徒攻現証，而不論原委，必有疑似之誤矣，是則余又有望於神，而明明者如何云.

上之六年乙卯[3]，仲夏下澣 惠庵題.

---

1) 生齒: 平民, 百姓을 뜻함.

2) 恠: 怪의 俗字.

3) 上之六年乙卯: 哲宗 六年(1855)에 해당함.

序

本草經天元玉冊而玉冊已搜無書則本草爲醫書之始雖風氣數千餘祀其間神聖之普濟天札必有其方意者鬼臾區所傳

祇論病之原委而其藥治能當而用之歟炎帝御世生齒漸繁大樸將殘且教耕食穀則人之腸胃筋骨必將脆弱易病而禀賦與慧知視羲已汙下則安知後之

診治者不以溫爲熱認涼爲寒而
生民無辜惟其毒耶於是創爲
是書以詔來裔其爲萬世慮至
深厚也世級漸降百祟迭作巧工名
家間出不乏術益精而方益密自

附方便覽卷之一　序　二

以為擴前所未發殊不知其所
謂精蘊者羲農晚之以候夫嗣
後之神而明之者自有其人也歷代
諸家凡於飛潛動植金石沙札
之可以需用者靡不畢覽旁羅編入

是書皆能得其脈而知其宗則
發單方而立效或互濟而奇中甚
不中者豈藥之罪耶然古者嘗
其味而知其性故必合其物治
其症觸下症認不得不審也後之

膠守而不知變通漏卮嘆管汗而物

名播在各部故每當病家之試方

輒得其證而未知所用何物散秩

擇家未易周覽倉卒昏夜尤難

考檢或得此遺彼或認假爲真

則非徒失效而又害之人之性命判
在晷刻可不至慎也哉余於是
書思所以捷於考據乃依寶鑑
精氣神以至百體隨證而覓方又
取蔡蘭齋鍼線以備寶鑑之未

備其奇證怪祟之現於各部而合
閳之藥靡不備載於是本草之
閑不煩搜索而金石草木虫魚之
類各自爲技於對證之投是猶
尋根討株隨幹辨條而千花

萬彙舉皆森森於國中矣然
則是編之出雖非素攻醫理者
皆可按方而治至於窮鄉遐裔
之絕無醫藥者亦不無單方之
見效矣其於博施之道未必不

附方便覽 序 五

是少助則雖不敢妄謂是書之有
待於今而其爲寶鑑鍼線之羽
翼則或庶幾焉爾雖然徒攻現
說而不論原委必有疑似之誤矣
是則余之有望於神而明之

者如何云

上之六年乙卯仲夏下澣

惠庵題

16. 醫方活套

📖 서지 사항

이 책은 高宗 6년(1869)에 황도연(黃度淵)이 編述한 것으로 1권 1책이다. 그는 1868년에 『의종손익(醫宗損益)』을 간행한 바 있었으나, 실용에 불편한 점이 있다고 생각하여 다시 『의방활투(醫方活套)』를 저술하였다. 本書의 특징은 활투(活套)와 침선(針線)에 있는데, 활투(活套)는 처방을 症狀에 맞추어 加減한 것이고, 침선(針線)은 病證에 쓸 수 있는 처방을 한두 개씩 나열해 놓은 것이다. 이와 같은 책의 편제(編制)는 著者의 의도 대로 醫學에 전문지식이 없는 사람이라 하더라도 쉽게 약을 쓸 수 있는 방법을 가르쳐 주었다. 그러나 본의 아니게 함부로 약을 쓰는 폐단을 가져왔고, 의학의 원리를 깊이 연구하지 않아도 된다는 풍조도 일으켰다.

✍ 관련 연구

없음.

原序

迬[1]余旣輯羣書之可合時用者，以爲醫門之指南矣，行之未幾，讀者迬迬稱賞，特未素攻者，猶不敢爲之汎應而滋惑焉．於是乎坊友有要余求合璧[2]者，余曰嗟乎，今夫天下之事，規矩可傳而其巧難傳，豈可以一時私見，以窮天下之萬變哉．藉令爲之，其人之不能，申明雖巧奚，益辭又不得，乃敢集諸方之尤著者，以爲活套之萬一，其藥則隨宜增減，其治則臨症先後，或十病而同一方，或一方而合羣劑，初不可援例，分門次爲三統[3]，以見補和攻之三品，別爲鍼線，使學者，開卷而該兼治，此雖古人之不傳，亦可爲對投之一例，因是推究，庶其泛應而入門矣．編旣成聊，以副求讀者，謂何請質于大方家．

己巳[4]孟秋下澣，惠庵書于游藝室．

---

1) 迬: 漢籍本에는 迋으로 되어 있음.

2) 合璧: 반쪽짜리 구슬 두 개를 하나로 합치거나, 두 가지 정수를 한데 모은다는 뜻.

3) 三統: 上中下 三統을 말하는데, 처방을 크게 세 가지 부류로 나누어 補益하는 方劑는 상통(上統), 和解시키는 방제는 중통(中統), 攻伐하는 방제는 하통(下統)에 수록하였다. 이렇게 처방을 분류하는 방법은 『신농본초경(神農本草經)』에서 약재를 세 가지로 분류한 것에서부터 시작하였는데, 『신농본초경』에서는 독이 없어서 많이 먹거나 오래 먹어도 인체에 해가 없는 약재를 상품(上品), 독성이 없거나 있어도 많지 않아서 邪氣를 치고 正氣를 補하는 약재를 중품(中品), 독성이 있거나 약성이 준열(峻烈)하여 장기간 복용할 수 없는 약재를 하품(下品)으로 분류하였다.

4) 己巳: 朝鮮 高宗 六年(1869)에 해당함.

惠庵心書古今三統醫方活套序

往余旣輯羣書之可合時用者以爲醫門之指南矣行之未幾讀者往往稱賞特未素攻者猶不敢爲之泥應而滋惑焉於是乎坊友有要余求合璧者余曰嗟乎今夫天下之事規矩可傳而其巧難傳豈可以一時私見以窮天下之萬變哉藉令爲之其人之不能中明雖巧奚益辭又不得乃敢集諸方之尤著者以爲活套之萬一其藥則隨宜增减其治則臨症先後或數千病

而同一方或二方而合羣劑初不可援例分門次爲三統以見補和攻之三品別爲鍼線使學者開卷而該兼治此雖古人之不傳亦可爲對援之一例因是推究厥其汎應而入門矣編旣成聊以副求讀者謂何請質乎大方家

己巳秋下澣惠庵書于游藝室

17. 方藥合編

📖 서지 사항

황도연(黃度淵)의 저술인 『의방활투(醫方活套)』와 『손익본초(損益本草)』(『의종손익(醫宗損益)』 附錄의 藥性歌에 해당함)를 合하고, 이에 용약강령(用藥綱領), 구급(救急), 금기(禁忌) 등 10여 종을 더 보태어 황필수(黃泌秀)가 編撰한 책이다. 本書는 1884년에 간행된 이후 한의학계에 대단한 영향을 끼쳤다. 그 내용이 의학이론을 밝힌다기보다는 거의 임상에 꼭 필요한 것을 쉽게 알 수 있도록 해 놓았기 때문에, 더욱 臨床家들에게 환영을 받았다. 특히 『의방활투(醫方活套)』에서 그대로 뽑아놓은 침선(針線)은 별다른 의학지식이 없는 사람이라도 쉽게 病證에 맞추어 약을 쓸 수 있게 되어 있다.

✍ 관련 연구

강혜영. 處方命名에 대한 小考: 『方藥合編』의 「醫方活套」를 中心으로. 원광대학교 석사학위논문. 1987.

김형태. 方藥合編에 關한 硏究. 대전대학교 석사학위논문. 1991.

김형태, 윤창열. 『方藥合編』에 관한 硏究. 大韓原典醫史學會誌 5. 1991.

박선동. 『方藥合編』에 있어서의 修治의 種類와 이와 關聯된 藥物 및 處方에 關한 文獻的 考察. 대한본초학회지 5(1). 1990.

백진웅, 이병욱. 『方藥合編』 收錄 處方 內의 藥物 조합 頻度 연구. 大韓韓醫學原典學會誌 24(4). 2011.

양동훈. 데이터마이닝을 이용한 方藥合編의 병증 및 약물간 연관성 분석. 경희대학교 박사학위논문. 2011.

오병건. 『方藥合編』 中 「活套鍼線」에 관한 板本學的 考察. 원광대학교 석사학위논문. 2008.

오병건, 박경남, 맹웅재. 『方藥合編』 中 「活套鍼線」에 관한 板本學的 考察. 韓國醫史學會誌 20(2). 2007.

유승훈. 方藥合編 處方의 病理 및 方劑 分析에 대한 考察. 원광대학교 박사학위논문. 2010.

이선아, 이시형. 黃度淵의 『方藥合編』에 관한 연구. 한국전통의학지 11(1). 2001.

源因

嗚呼, 先君子, 惠庵公所著, 方藥書甚富, 皆不留姓氏, 但令施治者, 捷於奇中, 公人而忘己者[1], 皆如此也. 中有活套一書, 書簡施博, 條理明暢, 人一見之, 皆可按證而治, 雖素所未攻者[2], 無不欲蓄一本, 病於印發不給, 於是坊人, 謀鋟兼本, 來告于公, 公曰, 書固可傳, 用之在人, 不必鶩廣, 且人不讀本草, 徒法, 何足以盡活套哉. 此余之志切救世, 而亦猶恐疑似之致誤也, 坊人之請益勤, 而酬世之志, 終不可遏也. 公年已七十有七, 不可以自抄, 命子傳書. 書例倣汪訒庵[3]本草備要, 醫方集解, 合編之法, 先之以損益本草, 復益之以用藥綱領, 及救急禁忌等十數種, 命之曰方藥合編. 役未及半, 公偶感疾曰, 吾病其不起矣, 藥不可以延生, 良醫十全, 在乎識其死生已, 竟不服藥, 以是年八月十七日下世, 嗚呼慟哉, 嗣子繼世, 尙不忍讀父之書, 況敢抄父之所傳乎, 然坊人入梓中掇, 亦不可不念, 旣葬後二月拭涕, 卒業而歸之, 金根之誤[4], 在所難免. 竝無款識[5], 盖追先志之不欲以醫名世也, 略述顚末, 以寓感慕, 嗚呼, 覽

1) 이는 혜암공(惠庵公)의 德을 칭송한 말로, 자신의 공적을 다른 사람들과 같이 하고, 자신을 생각하지 않는다는 뜻임.

2) 素所未攻者: 평소 醫學을 專攻하지 않은 사람을 말함.

3) 汪訒庵: 청나라 때의 의학자 왕앙(汪昂)으로, 字가 인암(訒庵)이며 安徽省 休寧 사람이다. 그는 초년에 유학을 공부하여 선비가 되었는데, 30여 세에 관리가 되는 것을 포기하고 의학에 전념하였다. 전후 40여 년 동안 諸子經史와 여러 의학 서적을 널리 읽었으며 찬술을 많이 하여, 저서로는 『의방집해(醫方集解)』(1682), 『소문영추류찬약주(素問靈樞類纂約注)』(1689), 『탕두가결(湯頭歌訣)』(1694), 『본초비요(本草備要)』 등이 있다. 그 중 『의방집해』는 송나라 때 진언(陳言)이 지은 『삼인극일병증방론(三因極一病證方論)』과 명나라 때 오학고(吳鶴皐)의 『의방고(醫方考)』의 대의를 彷照하고, 병을 분류하여 方을 나열하고, 각 학자의 논술 및 방제를 채택하여 만들었으며, 『본초비요』는 여러 학자의 본초를 채집하여 간략하게 집성한 것으로, 藥·證과 病因을 연관시켰고, 400여 폭의 그림을 덧붙였다.(『한의학대사전 · 의사문헌편』).

4) 金根之誤: 당나라 한유(韓愈)의 아들 한장(韓昶)이 금근거(金根車)를 금은거(金銀車)로 誤讀한 故事에서 따온 말로, 文字를 誤用하거나 誤讀하는 것을 비유하는 말이다.

者, 想公婆心.

龍集二十一年甲申[6]十二月上澣 公之子不肖 孤泣血謹書.

上統[7]

腎瀝湯[8] 治腎臟風 語音蹇吃 ○ (千金)補諸不足 無甘草 五味子 防風 玄蔘 地骨皮 生薑 有牡荊 菖蒲 桑螵蛸 乾地黃 附子 牧丹皮 ○ 治諸風 無芎藥 磁石 有丹蔘 五兩 獨活 牛膝 各一兩半 杏仁 十四枚 麥門冬 二兩 【活套】 再煎 取二升 分三服 ○ 或分作 十貼用

羊腎一具 生薑二兩 磁石碎 一兩七錢 右水一斗煮半乃入 玄蔘 白芍藥 白茯苓各一兩二錢半 黃芪 川芎 五味子 桂心 當歸 人蔘 防風 甘草各一兩 地骨皮五錢

地黃飮子[9] 治中風 舌瘖 足癈 腎虛 氣厥 不至舌下 【活套】 虛人及老人 倍熟地 加人蔘 ○ 虛火上升 加黃連 少許 爲引 ○ 空心服

熟地黃 巴戟 山茱萸 肉蓯蓉 石斛 遠志 五味子 白茯苓 麥門冬各一錢 附子炮 官桂 石菖蒲各五分 薑三片 棗二枚 薄荷少許

加味大補湯[10] 治左癱右瘓 氣血大虛 【活套】 虛甚 倍加重數

---

5) 款識: 음각(陰刻)한 글자를 '관(款)', 양각(陽刻)한 글자를 '지(識)'라 하는데, 종정(鍾鼎)의 명문(銘文)이나 금석(金石)에 새긴 글자를 말함. 지금으로 말하면 '낙관(落款)'을 뜻함.

6) 龍集二十一年甲申: 高宗 21年(1884)에 해당함.

7) 아래 나오는 처방의 구성약물에 대한 用量은 版本에 따라 조금씩 차이가 있다.

8) 신재용(申載鏞)의 『방약합편해설(方藥合編解說)』에는 이 처방에 대한 출전을 『비급천금요방(備急千金要方)』이라 하였다.

9) 신재용(申載鏞)의 『방약합편해설(方藥合編解說)』에는 이 처방에 대한 출전을 『선명론방(宣明論方)』이라 하였다.

10) 신재용(申載鏞)의 『방약합편해설(方藥合編解說)』에는 이 처방에 대한 출전을 『만병회춘(萬病回春)』이라 하였다.

黃芪蜜炙 人蔘 白朮 白茯苓 當歸酒洗 川芎 白芍藥 熟地黃各七分 烏藥 牛膝 杜沖(酒炒) 木苽[11] 防風 羌活 獨活 薏苡仁各五分 附子炮 沈香 木香 肉桂 甘草各三分 薑三片 棗二枚

萬金湯[12] 治風補虛 及手足風 累驗 ○ 若手指無力 不半劑而愈 【活套】 氣虛痲痺 倍人蔘 少加附子 行經 ○ 風痰刺痛 加穿山甲 土炒五分 全蝎 三五枚

續斷 杜仲 防風 白茯苓 牛膝 人蔘 細辛 桂皮 當歸 甘草各八分 川芎 獨活 秦艽 熟地黃各四分

八寶廻春湯[13] 治一切風虛諸症 去風和氣活血 大驗 ○ 八味去風 八味和氣 八味活血

白芍藥一錢二分 黃芪八分 白朮六分 白茯神 半夏各五分 附子 人蔘 痲黃 黃芩 防己 杏仁 川芎 當歸 陳皮 防風 肉桂 乾薑 香附子 熟地黃 生乾地黃 甘草各四分 沈香 烏藥 川烏各三分 薑三片 棗二枚

理中湯[14] 治太陰腹痛 自利不渴 ○ 加陳皮 青皮 名治中湯

【活套】 合小建中湯, 名建理湯, 治虛冷積氣上攻. ○合五苓散, 名理令湯, 治陽虛浮腫. ○ 蛔積 加桂附, 花椒, 烏梅. ○氣虛, 倍參五七錢. ○ 陰疸, 理令湯, 加茵蔯, 泄瀉, 加肉豆蔻, 車前子.

人參 白朮 乾薑 炮 各二錢 甘草 炙 一錢

---

11) 木瓜를 말함.

12) 신재용(申載鏞)의 『방약합편해설(方藥合編解說)』에는 이 처방에 대한 출전을 『세의득효방(世醫得效方)』이라 하였다.

13) 신재용(申載鏞)의 『방약합편해설(方藥合編解說)』에는 이 처방에 대한 출전을 『잡병원류서촉(雜病源流犀燭) · 육음문(六淫門)』이라 하였다.

14) 신재용(申載鏞)의 『방약합편해설(方藥合編解說)』에는 이 처방에 대한 출전을 『상한론(傷寒論)』이라 하였다.

方藥合編源因

嗚呼 先君子惠庵公所著方藥書甚富毫不留難但令施治者捷於奇中公之苦心已著

蓋如此也中有活套一書書簡而博條理明暢人一見之皆可按證而治雖素所不攻者無不

從醫一本病於印發不給於是坊人謀鋟非本來意 公曰書固可傳用之在人不必鬻

醫人不讀本草徒法何足以盡活套哉此余之志切救世而亦猶恐疑似之致誤也坊人之

請益勤而酬世之志終不可遏也 公年已七十有七不可以自抄命子傳書剞劂倣汪訒庵

本草備要醫方集解合編之法先之以損益本草復益之以用藥綱領及救急禁忌等數種

命之曰方藥合編役未及半 公偶感疾曰吾病其不起矣藥不可以延生良醫全在乎識

其死生已竟不服藥以是年八月十七日下世嗚呼慟哉嗣子繼世尚不忍讀 公之書況敢抄

公之所傳乎然坊人入梓中輟亦不可不念既葬後二月拭涕卒業而歸之金根之誤在所難

免並無款識蓋遵 先志之不欲以醫名世也畧述顛末以寓感慕嗚呼覽者想 公之苦心

龍集二十一年甲申十二月上澣 公之子不肖孤泣血謹書

惠庵心書方藥合編 上一層藥性歌新補 下三層醫方活套因舊

山草 三十四種

人參味甘補元氣止渴生津調榮衛

上統

宝 腎瀝湯 治腎臟風語音蹇吃○千金補諸不足無甘草五味子防風玄參地骨皮生薑有牡荊當蒲桑螵蛸乾地黃附子牧丹皮○治諸風無芎藥議石有丹參五兩獨活牛膝各一兩半杏仁十四枚

羊腎 一具

生薑 二兩

磁石 一兩七錢 碎

右水一斗煮半乃入

玄參

白芍藥

白茯苓 各一兩一錢半

黃芪

川芎

中統

宝 小續命湯 治一切風初中無汗表實○一方無防己附子有石膏當歸

防風 一錢半

防己

官桂

杏仁

黃芩

白芍藥

人參

川芎

麻黃

下統

宝 滋潤湯 治風中臟二便閉先服此後以愈風湯調理

當歸

生地黃

枳殼

厚朴

檳榔

大黃

麻仁

杏仁 各一錢

羌活 七分

五味子 麥門冬 二兩、

遠志

當歸 活套 再煎取二升分三服 ○或作十貼用

人參

防風

甘草 各二兩

地骨皮 五錢

地黃飮子 治中風舌瘖足廢腎虛氣厥不至舌下

熟地黃

巴戟

山茱萸

肉蓯蓉

石菖蒲

薑 三片 棗 二枚 薄荷 少許 空心服

[illegible]

遠志
五味子
白茯令
麥門冬 各一錢
附子 炮
肉桂
石菖蒲 各五分

日 宝 加味大補湯 治左右癱瘓 血氣大虛

居左虛人及老人倍熟地加人參○虛火上升加黃連少許為引

黃芪 蜜炙
人參
白朮
白茯令
當歸 酒洗

[illegible]

桂枝
細辛
甘草 各三分

日 宝 羌活愈風湯 [illegible]

蒼朮
石膏
生地黃 各六分
羌活
防風
當歸
蔓荊子
川芎
細辛

[illegible]

甘草 各一錢

四 宝 防風通聖散 治諸[illegible]

滑石 一錢七分
甘草 一錢二分
石膏
黃芩
桔梗 各七分
防風
川芎
當歸
赤芍藥
大黃

薑

[illegible]

太陽之草黃精食之長生太陰之草鉤吻入口立死○水洗蒸晒或九蒸九暴○下三尸虫○陳藏器曰鉤吻乃野葛之別名二物全不相似不必疑也○産平安道鑑

知母味苦熱渴除骨蒸有汗痰嗽舒辛寒○腎經本藥入足陽明手太陰氣分○去皮毛忌鐵○得黃栢及酒良伏鹽及蓬砂韓○入補藥鹽水炒或蜜炒○上行酒炒鑑○瀉無根之腎火療有汗之骨蒸止虛勞之熱滋化源之陰轄○多産於黃海道鑑

鹿茸味甘補精血若用之反便滑微溫○馬精落地所生○忌鐵○酒浸一宿去毛甲蒸或酥炙○凡[illegible]以治腎必勿心

卷上

川芎
芍藥
熟地黃各七分
烏藥
牛膝酒洗
杜冲酒炒
赤茯
防風
羌活
獨活
薏苡仁各一錢五分
附子炮
沉香
木香
薑三片
棗二枚
活套 虛甚倍加重數

黃芪
枳殼
人參
麻黃
白芷
甘菊
薄荷
枸杞子
柴胡
知母
地骨皮
獨活
杜冲
蒼朮
薑三片

麻黃
薄荷
連翹
芒硝各四分半
荊芥
白朮
梔子各三分半
活套 加滑石甘草酒炒名通聖散○加疎風金銀花玄參蟬退
內局 宝鑑 木香保命丹 治一切中風諸症
木香
白附子生
桂皮
杜冲
厚朴

○[illegible]即[illegible]之類[illegible]里之淫歸就而[illegible]合之一得陰氣物然後[illegible]長功力百倍於後落[illegible]

天麻味辛驅頭眩小兒癇攣及癱瘓○有不可[illegible]入肝經氣分○性平○酒浸焙乾○[illegible]火燥○有自內達外之理[illegible]

赤箭味苦號定風殺鬼蠱毒除疝瘕雍○即天麻苗也有自表入裏之功○此草有風不動無風自搖[illegible]

白朮甘溫健脾胃止瀉除濕兼化痰○入手太陽少陰足三陰陽明○米泔浸去蘆潤燥人乳拌胃虛黃土炒○忌桃李菘雀肉○古無蒼白之名陶弘景始分辨

蒼朮甘溫能發汗除濕

藥性歌 山草

肉桂
甘草各三分

四 寶 萬金湯 治風補虛及手足風累驗○治手指無力不半劑而愈

續斷
杜沖
防風
白苓
牛膝
人參
細辛
桂皮
當歸
甘草各八分

活套 氣虛麻痺倍人參少加附子行經○風痰刺痛加穿山甲土炒五分全蝎三五枚

方藥上 四五

秦艽
白芍藥
甘草各四分

四 肉桂二分

家 藿香正氣散 治中風人事稍醒關節動活後用此劑調氣○活套元加當歸防風

藿香正氣散中十四加

南星
木香

活套 [illegible]

○風厥[illegible]調服○氣厥[illegible]調服

四 寶 疏風活血湯 治四肢百節流注刺痛是風濕痰死血所致其痛處或腫或[illegible]

當歸

方藥中 四五六

藁本
獨活
羌活
海東皮
白芷
[illegible]
牛膝酒浸
白花蛇酒炒
全蝎炒
威靈仙酒洗
天麻
當歸
蔓荊子
虎骨酒浸酥炙

右末蜜丸彈子大朱砂爲衣每一丸細嚼溫酒下

方藥下 六

寬中療可擇入足陽明太陰手太陰陽明太陽○糯米泔浸去油○忌同白朮麸○雄壯上行之藥鐵

狗脊 味甘治諸痺腰背膝疼酒蒸試草微溫惡莎○燎金毛用麸

貫衆寒毒宜藏蟲殺瘡骨硬血症通희○一名黑狗脊

巴戟 辛甘補虛損精滑夢遺壯筋本微溫○入腎經血分○惡雷丸丹參○去心酒浸一宿用麸

遠志氣溫驅悸驚安神鎭心益聰明애기풀○入腎經氣分非心經藥也○甘草水浸一宿去骨乾或焙乾○畏珍珠藜

川芎 獨活 秦艽 熟地黃各四分

國 八寶迴春湯 治一切風虛諸症去風和氣活血大驗○八味去風八味和氣八味活血

宝

白芍藥一錢二分

黃芪八分

白朮六分

白茯神

半夏各五分

附子

人參

麻黃

川芎 威靈仙 白芷 防己 黃栢 南星 蒼朮 羌活 桂枝各一錢 紅花三分 紅 薑五片

靈仙除痛飮 治肢節腫痛屬濕兼風寒而發濕熱流注肢節之間

活套 手臂腫痛倍桂枝加薏苡仁○脚痛加牛膝木瓜全蝎

宝

麻黃 赤芍藥各一錢

天南星薑水製 防風 山藥 甘草酥灸 赤箭各五錢 朱砂水飛二錢半 麝香一錢二分

大羌活湯 治風濕相搏肢節腫痛不可屈伸

宝

羌活 升麻各一錢五分 獨活一錢 蒼朮 防己

蓯○苗名小草益精止
虛夢泄䔍
淫羊藿辛陰陽興堅筋
益骨志力增 음양곽○一名
仙靈脾○小寒或微溫
○入手足陽明三焦命
門○得酒良○羊食此
草一日百合䔍
仙茅味辛腰足痺虛損
勞傷陽道起○微溫小毒○
黑豆水浸一宿酒拌蒸
或米泔浸去赤汁○十
斤乳石不及一斤仙茅
䔍
玄參苦寒清相火消腫
骨蒸補腎可 腎經之君藥也○用
蒲草蒸晒酒蒸亦好○
惡黃芪乾薑大棗山茱
萸及藜蘆忌銅鐵䔍○
乃樞機之劑管領諸氣
上下清肅而不濁無根
之火以爲聖藥○澤
絲子 山草

茯苓
防己
杏仁
川芎
當歸
陳皮
防風
肉桂
乾薑
香附子
熟地黃
生乾地黃
甘草 各四分
沉香

薑三片
棗二枚

六七

防風
荊芥
羌活
獨活
威靈仙
白芷
蒼朮
片芩 酒炒
枳殼
桔梗
乾葛
川芎 各五分
當歸尾
升麻

七

威靈仙 三
白朮
當歸
赤茯苓
澤瀉
甘草 各七分

七 宝 白虎湯 治陽明經病汗多煩渴脈洪大 ○加人參一錢名 人參白虎湯 ○加蒼朮一錢名 蒼朮白虎湯

石膏 五錢
知母 二錢
甘草 七分
粳米 半合

八 宝 小承氣湯 治傷寒裏症小實小熱 ○小滿宜緩下者○大熱大實大滿宜

七八九

於應尙道云鑑

地楡沈寒血熱用痢崩金瘡並止痛 리나믈불휘○入下焦○得髮良○惡麥門冬伏丹砂雄黃硫黃雌

丹參味苦生新能破積調經除帶崩 微寒○入心與包絡血分○畏鹹水反藜蘆○久服多眼赤性應熱今云微寒恐誤○一味丹參功同四物湯

紫草苦寒通九竅利水消膨痘疹要 지치○入手足厥陰○陰乾酒洗○忌人尿馬糞烟氣○直取其初得陽氣所以發痘瘡令人不達此理一槩用之非矣

白蘞味苦收斂多癰疽 [illegible]

烏藥 川烏各三分

宝 理中湯 治太陰腹痛自利不渴○加陳皮青皮名治中湯○合小建中湯名建理湯治虛冷積氣上攻○合五苓散名理苓湯治陽虛浮腫○蛔積加桂附花椒烏梅○氣虛倍參五七錢○陰疫理苓湯加茵蔯泄瀉加肉豆蔻車前子

人參 白朮 乾薑炮各二錢 甘草炙一錢

宝 眞武湯 治少陰病腹痛小便利或下利或嘔○古名玄武湯

白茯苓

甘草各三分

宝 牛黃淸心元 治卒中風不省人事痰涎壅塞精神昏憒語言蹇澁口眼喎斜手足不遂等證○又治心熱驚

山藥七錢 甘草炒五錢 人參 蒲黃炒 神麴炒各二錢半 犀角二錢 大豆黃卷炒 官桂 阿膠炒各一錢七分半 烏藥 麥門冬

急下者大黃四錢厚朴枳實芒硝各二錢先煎枳朴至七分乃下大黃煎至七分去滓入硝再一沸名大承氣湯○傷寒裏症便硬尿赤譫潮大黃四錢芒硝二錢甘草一錢煎法同上名調胃承氣湯

大黃四錢 厚朴 枳實各一錢半

宝 大柴胡湯 治少陽轉屬陽明身熱便堅尿赤譫語潮

柴胡四錢 黃芩 白芍藥各二錢半 大黃二錢 枳實一錢半

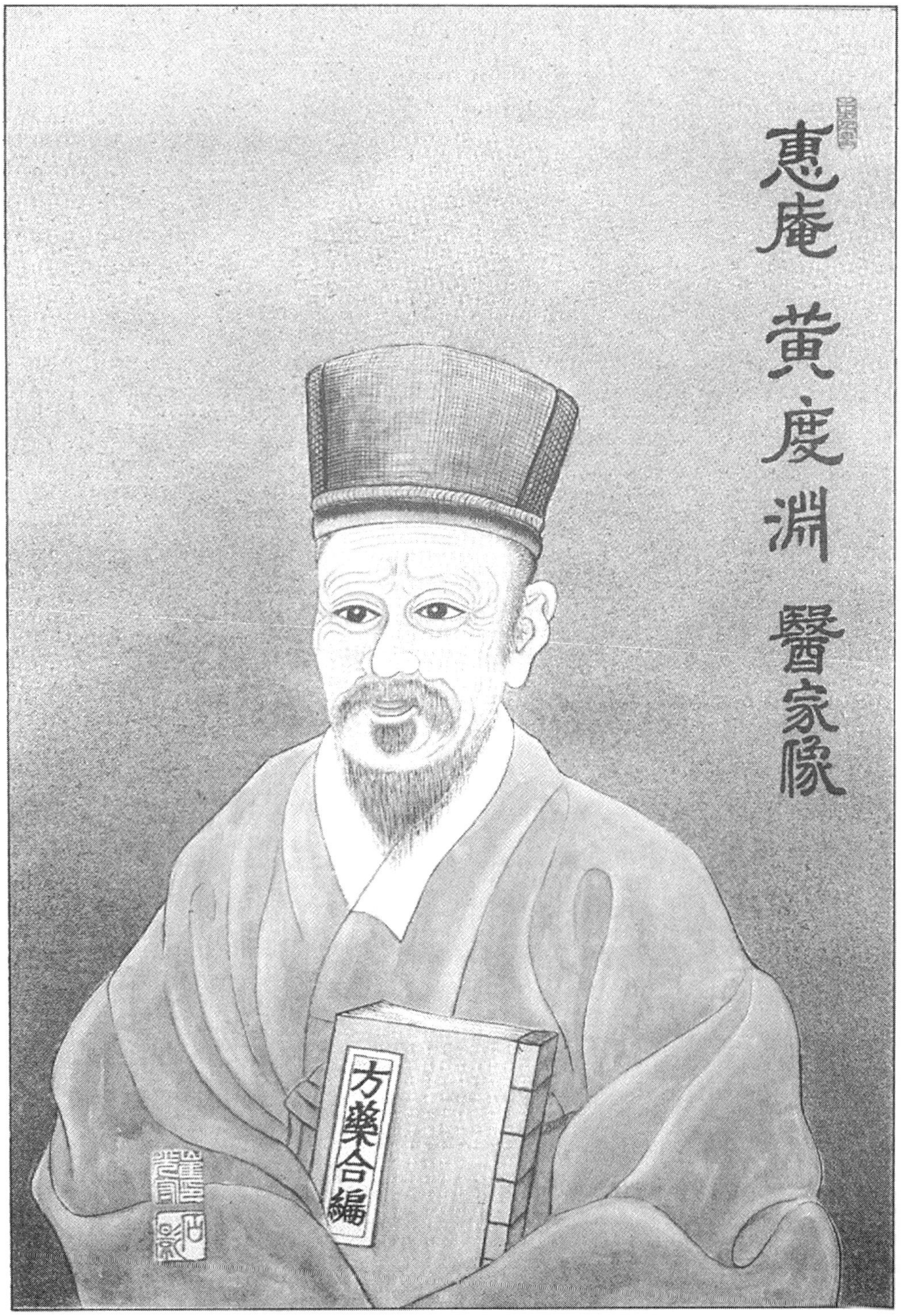
惠庵 黃度淵 醫家像
方藥合編

18. 婦人門經驗方

📖 서지 사항

1662년 반계 유형원(磻溪 柳馨遠)이 지은 부인과 전문의서이다. 앞부분에는 부인과질환에 자주 사용하는 38종 약재에 대한 약성(藥性)이 실려 있으며, 처방 목록에는 간략한 주치병증을 기록하였다. 질환은 조경문(調經門)·경폐문(經閉門)·붕루문(崩漏門)·대하문(帶下門)·구사문(求嗣門) 등 12개 문으로 나누어 270여 처방을 수록하였으며, 매 문마다 간략하게 병증을 설명하였다.

✍ 관련 연구

없음.

求嗣門[1]

求嗣之脉, 專責于尺, 右尺偏旺, 火動好色, 左尺偏旺, 陰虛非福, 惟況滑均, 易爲生息, 微濇精淸兼遲, 冷極, 若見微濡, 入房無力, 女不好生, 亦尺脉濇.

無子, 多因氣血俱虛, 不能攝養精氣故也.

肥人痰多軀, 脂滿溢閉塞, 子宮, 治須涓痰, 養血順氣, 四物湯, 加白朮 茯苓 陳皮 只實 半夏 砂仁 香附 甘草 竹瀝.

瘦人火多, 子宮乾燥無血, 治淸炅補血, 四物湯, 加人蔘 茯苓 黃芩 山梔 香附 生芐[2] 甘草 陳皮

一 調經種玉湯

婦人無子, 多因七情所傷, 致經水不調, 不能受孕.

當歸身酒洗 吳茱萸 川芎 各四錢 白芍藥 白茯苓 陳皮 玄胡索 牧丹皮 乾干[3] 炒各三錢 官桂 熟艾各一錢

右剉分作四貼, 入干三, 水煎空心服, 待至之日服起, 一日一貼, 藥盡交, 若過期色淡者, 乃血虛有寒也, 加官桂炒, 乾干 熟艾各二錢 若先期三五日色紫者, 加條芩三錢 俟經來再服, 四劑必應矣.

二 女金丹

婦人無子, 或無瘠火等疾, 經候亦調, 容顔不減, 但久無孕, 乃子宮有陰無陽, 不能生發, 宜服女金丹, 鼓動微陽, 一月卽效, 或赤白帶下崩漏, 及血風血氣, 虛勞諸症, 無所不治.

---

1) 求嗣는 아이를 가지고자 하는 것을 말하며, '구자(求子)'라고도 함. 원본에는 현토(懸吐)가 되어 있는데 여기에서는 현토를 제외하고 원문만 수록하였음.

2) 生芐: 生地黃을 말함.

3) 乾干: 乾薑을 말함.

香附米醋水浸三日炒乾 細末十五兩 當歸二兩 白芍藥 川芎 赤石脂 古本[4] 人蔘 牧丹皮 白茯苓 白薇 桂心 白芷 白朮 玄胡索 沒藥各一兩

右除赤石脂沒藥，其餘皆以醇酒浸三日，焙乾爲末 足十五兩重，別硏赤石脂沒藥，末共入煉蜜和丸彈子，磁器收封，每取七丸，空心鷄未鳴時，服一丸，先以薄花湯或茶湯，灌漱咽喉後，細嚼，以溫酒白湯送下，醎物乾果，壓之，至四十丸，爲一劑，以癸水調平，受孕爲度，孕中，三日一丸，産後，二日一丸，百日以上，盡人事而不育焉，天也.

一方 去沒藥加浸香，治婦人久虛無子，及胎前産後，一切病患，男子積年血氣，手脚痲痺，半身不遂，血崩帶下，産後腹中結痛吐逆，幷婦人諸虛不足，心痛腹痛兼治.

此一方[5]，去桂用熟芐[6]，丸如梧子大，每服十五丸，空心溫酒，或白湯送下，乾物壓之玉鑰啓榮丸.

婦人久無孕育者，六味地黃丸，加香附二兩 童便炒 用殊效

三 固本建陽丹

人無子，多是精血淸冷，或房過勞傷，以致腎水欠旺，不能直射子宮，故令無子，豈可專責於母血之不足虛寒也.

熟芐 山茱萸各三兩 兎絲子 續斷酒浸 遠志製 蛇痲子炒各一兩半 白茯苓 山藥蒸 牛膝酒洗 杜冲酒洗 切酥炒去絲 鹿茸酥灸各一兩 當歸身酒洗 肉蓯蓉酒浸 五味子 益智仁鹽水炒各一兩 加枸杞子三兩 人蔘二兩

右爲細末，煉蜜爲丸，梧子大，每服五七十丸，空心鹽湯送下，酒亦可，臨臥再進一服. 若婦人月候以盡，此是種子期也，一月可服三次無妨，如精不固，加龍骨 牡礪火煆鹽酒淬三五次各一兩三錢 更加鹿茸五錢

---

4) 古本: 藁本을 말함.

5) 此一方: 또 다른 처방이라는 의미임. 여전히 여금단(女金丹) 가미방임.

6) 熟芐: 熟地黃을 말함.

當歸酒洗白芍藥酒炒白朮土炒白茯苓柴胡酒炒各一戔甘草灸五分入
干三水煎服
一八茯苓補心湯　虛勞嗽無汗者
專補心元之虛抑其肺氣之盛調和榮衛滋養血脉此茯
自愈無治去血過多虛勞發熱及吐血咳嗽痰喘上壅胷
膈不利
當歸川芎白芍藥酒炒熟苄半夏白茯苓吉更只角前胡陳
皮各一乾葛蘇葉各七分人蔘木香各五分甘草三分入干占煎服
一九三合湯　虛勞針灸不效者
白朮當歸白芍藥黃芪白茯苓熟苄川芎各一柴胡人蔘各七分半
黃芩半夏甘草各五分半入一干占

求嗣之脈은專責于尺이니右尺偏旺은火動好色이오
左尺偏旺은陰虛非福이니惟沉滑均이면易爲生息이어
요微濇精淸兼遲면冷極이요若見微濡이면入房無力
이니女不好生이이亦尺脈濇이라
無子多因氣血俱虛하야不能攝養精氣故也
肥人痰多軀요脂滿溢閉塞이라子宮은治須消痰養血順氣
四物湯加白朮茯苓陳皮只實半夏砂仁香附甘草竹瀝
瘦人은火多하나子宮乾燥無血이라治淸火補血
四物湯加人蔘茯苓黃芩山梔香附生芐甘草陳皮
一調經種玉湯　婦人無子多因七情所傷으로致經水不
調하야不能受孕
當歸身酒洗吳茱萸川芎各四白芍藥白茯苓陳皮玄胡索牧

丹皮乾干炒各三錢 官桂 熟艾各一錢 右剉分作四貼 入干三水煎空

心服待至之日服起一日一貼藥盃交若過期色淡者乃血

虛有寒也加官桂炒乾干熟艾各二錢 若先期三五日色紫者

之加条芩三錢 後經來再服四劑必應矣

二女金丹 婦人無子ㅣ며 或無脊火等疾ᄒᆞ며 經候亦調ᄒᆞ

며 容顏不減이나 但久無孕은 乃子宮有陰無陽ᄒᆞ야 不

能生發이나 宜服女金丹ᄒᆞ야 鼓動微陽이면 一月即效

요 或赤白帶下崩漏及血風血氣虛勞諸症이 無所不治

香附米 醋水浸三日炒乾 細末十五兩 當歸二兩 白芍藥 川芎 赤石脂

古本 人蔘 牧丹皮 白茯苓 白薇 桂心 白芷 白朮 玄胡索 沒

藥各一兩 右除赤石脂沒藥 其餘皆以醇酒浸三日焙乾爲末

足十五兩重別研赤石脂沒藥末 共入煉蜜和丸彈子 磁

器收封每取七丸空心鷄未鳴時服一丸하되先以薄荷湯或茶湯으로灌漱咽喉後에細嚼以溫酒白湯送下하고醎物乾果로壓之하야至四十丸이爲一劑니以癸水調平하야受孕爲度나孕中은三日一丸産後는二日一丸百日以上益人事而不育焉은天也

一方에去沒藥加沈香이니治婦人久虛無子와及胎前産後一切病患이며男子의積年血氣로手脚麻痺와半身不遂와血崩帶下産後腹中結痛吐逆幷婦人諸虛不足으로心痛腹痛兼治

此一方에去桂用熟苄丸如梧子大每服十五丸空心溫酒或白湯送下하고乾物壓之王鑰營榮丸

婦人久無孕育者六味地黃丸加香附二兩童便炒用殊效

三固本健陽丹　人無子多是精血清冷或房過勞傷以致腎水欠旺하야不能直射子宮故로令無子니豈可專責於母血之不足虛寒也

熟苄山茱萸各三兩 兎絲子酒製 續斷酒浸 遠志製 蛇床子炒各一兩半 白茯苓山藥 牛膝酒洗 杜冲酒洗 切酥炒去絲 鹿茸酥炙各一兩 當歸身酒洗 肉蓯蓉酒浸 五味子 益智仁鹽水炒各一兩 加枸杞子三兩 人蔘二兩 右爲細末煉蜜爲丸梧子大每服五七十丸空心鹽湯送下酒亦可臨卧再進一服若婦人月候以盡此是種子期也一月可服三次無妨如精不固加龍骨牡蠣火煅鹽酒淬三五次各一兩三錢 更加鹿茸五錢

妊娠門

妊娠脉婦人足少陰脉이動甚者ㄴ妊子也니全元에起

19. 胎敎新記

📖 서지 사항

이 책은 조선 시대 純祖 21년(1821)경에 유한규(柳漢奎)의 부인인 사주당 이씨(師朱堂 李氏)가 著하고 그의 아들 유경(柳儆)이 章句를 나누고 音義를 注釋하여 만든 태교 전문서이다. 내용은 태교를 해야할 이유를 밝히고, 아울러 태교는 어머니뿐만 아니라 아버지도 근신해야 함을 밝혔으며, 아울러 임신 중의 금기와 해야할 일을 자세히 밝히고 있다. 모두 10章으로 되어 있고, 현재 한독의약박물관에 소장되어 있다.

✍ 관련 연구

김정은. 師朱堂의 胎敎禮 實現과 茶生活 硏究: 『胎敎新記』를 中心으로. 성신여자대학교 박사학위논문. 2001.

여정희. 『胎敎新記』의 胎敎思想 硏究. 성균관대학교 유학대학원 석사학위논문. 2005.

이경하. 본성-양육 논쟁으로 본 『태교신기』: 전통 태교론 및 현대 유전학과의 비교. 서울대학교 인문논총 71. 2014.

임정인. 師朱堂 李氏의 『胎敎新記』 저술과 태교교육. 동국대학교 역사교육전공 석사학위논문. 2011.

장정호. 유학교육론의 관점에서 본 『胎敎新記』의 태교론. 대동문화연구 50. 2005.

장정호. 한 · 중 전통 태교론(胎敎論) 비교 연구. 교육사학연구 18(1). 2008.

정수연. 전통태교를 통해 본 현대태교 실천연구. 원광대학교 동양학대학원 석사학위논문. 2009.

정해은. 조선시대 태교 담론에서 바라본 이사주당의 태교론. 여성과 역사 10. 2009.

조혜숙. 인도전통의 태교사상과 실천방법 연구: 중국·한국 태교와의 비교를 중심으로. 원광대학교 박사학위논문. 2013.

第一章

人生之性，本於天，氣質成於父母，氣質偏勝，馴至于蔽性，父母生育，其不謹諸.勝如字，馴，音洵，諸，語助辭

父生之，母育之，師敎之，一也．善醫者，治於未病，善斆[1]者，斆於未生，故師敎十年，未若母十月之育，母育十月，未若父一日之生.斆音効

夫告諸父母，聽諸媒氏，命諸使者，六禮[2]備而後，爲夫婦，日以恭敬相接，無或以褻狎[3]相加，屋宇之下，牀席之上，猶有未出口之言焉，非內寢[4]，不敢入處，身有疾病，不敢入寢，身有痲布[5]，不敢入寢，陰陽不調，天氣失常，不敢宴息，使虛慾不萌于心，邪氣不設于體，以生其子者，父之道也，詩曰，相在爾室，尙不愧于屋漏[6]，無曰不顯，莫予云覯，神之格思，不可度思.夫告之夫，音扶，諸，語助辭，使者之使，相在之相，並去聲，思，終語辭，度入聲

受夫之姓，以還之夫，十月不敢有其身，非禮勿視，非禮勿聽，非禮勿言，非禮勿動，非禮勿思，使心知百體，皆由順正，以育其子者，母之道也，女傳[7]曰，婦人姙子，寢不側，坐不偏，立不蹕[8]，不食邪味，割不正不食，席不正不坐，

---

1) 斆: 敎也.
2) 六禮: 신랑 집에서 신부 집으로 혼인을 구하는 의례인 납채(納采), 신랑 집에서 사자를 보내 신부 생모의 성씨를 묻는 의례인 문명(問名), 가묘에 점을 쳐 길조를 얻게 되면 신부 집에 알려 혼사를 정하는 의례인 납길(納吉), 신랑 집에서 신부 집에 푸른 비단과 붉은 비단을 보내는 의례인 납징(納徵), 신랑 집에서 택일을 하여 그 가부를 묻는 편지를 신부 집으로 보내는 의례인 청기(請期), 신랑이 신부를 맞는 의례인 친영(親迎), 이 여섯을 일러 六禮라 함.
3) 褻狎: 친하게 여겨 가까이 함.
4) 內寢: 아내가 거처하는 안방을 말함.
5) 痲布: 마질(痲絰) 포최(布衰)를 줄인 말로, '상복(喪服)'을 뜻함.
6) 屋漏: 방 안에서 西北쪽 구석을 말함.
7) 女傳: 중국 한나라 때 유향(劉向)이 지은 『열녀전(烈女傳)』을 말함.
8) 蹕: 한쪽 다리에 의지하여 서는 것을 말함.

目不視邪色, 耳不聽淫聲, 夜則令瞽, 誦詩道正事, 如此則生子形容端正, 才過人矣. 知傳並去聲, 偏本作邊, 義同, 譯讀彼智反

子長羈丱擇就賢師師敎以身不敎以口使之觀感而化者, 師之道也. 學記曰, 善敎者, 使人繼其志. 長去聲, 羈丱音奇慣

是故氣血凝滯, 知覺不粹, 父之過也, 形質寢陋, 才能不給, 母之過也. 夫然後責之師, 師之不敎, 非師之過也. 知過並去聲, 能乃代反, 夫音扶, 後同

第四章

養胎者, 非惟自身而已也, 一家之人, 恒洞洞[9]焉, 不敢以忿事聞, 恐其怒也, 不敢以凶事聞, 恐其懼也, 不敢以難事聞, 恐其憂也, 不敢以急事聞, 恐其驚也, 怒令子病血, 懼令子病神, 憂令子病氣, 驚令子癲癎. 養去聲, 後凡言養胎同, 洞上聲, 聞去聲, 難平聲, 癲亦作瘨

與友久處, 猶學其爲人, 况子之於母, 七情肖焉, 故待姙婦之道, 不可使喜怒哀樂, 或過其節, 是以姙婦之㫄[10], 常有善人, 輔其起居, 怡其心志, 使可師之言, 可法之事, 不間[11]于耳, 然後惰慢邪僻之心, 無自生焉, 待姙婦. 處上聲, 樂音洛, 間音澗

姙娠三月, 形象始化, 如犀角紋, 見物而變, 必使見貴人好人, 白璧孔雀, 華美之物, 聖賢訓戒之書, 神仙冠珮之畵, 不可見倡優侏儒[12], 猿猴之類, 戱謔爭鬪之狀, 刑罰曳縛, 殺害之事, 殘形惡疾之人, 虹霓[13]震電, 日月薄蝕, 星隕彗

---

9) 洞洞: 공경하고 삼가는 모습을 말함.

10) 㫄: 旁의 本字.

11) 間: 斷也.

12) 倡優侏儒: 창우(倡優)는 광대, 주유(侏儒)는 난쟁이를 말하니, 모두 다른 사람을 웃기는데 일삼는 사람들이다.

孛，水漲火焚，木折屋崩，禽獸淫泆病傷，及汚穢可惡之蟲，姙婦目見.娠音申，象像通，冠如字，孛入聲，可惡之惡去聲

人心之動，聞聲而感，姙婦不可聞淫樂淫唱，市井喧譁，婦人誶罵[14]，及凡醉酗，忿辱僾哭之聲，勿使婢僕，入傳遠外無理之語[15]，惟宜有人誦詩說書，不則彈琴瑟，姙婦耳聞.樂音岳，誶音祟，酗兄赴反，說音雪，不平聲

延毉服藥，足以止病，不足以美子貌，汛室靜處，足以安胎，不足以良子材，子由血成，而血因心動，其心不正，子之成亦不正，姙婦之道，敬以存心，毋或有害人殺物之意，奸詐貪竊，妒毁之念，不使蘖芽於胸中，然後口無妄言，面無歉色，若斯須忘敬，已失之血矣，姙婦存心.汛音信，處上聲，毋無通，歉訶歛反

姙婦言語之道，忿無厲聲，怒無惡言.句 語無搖手，笑無見矧，與人不戱言，不親詈婢僕，不親叱鷄狗，勿誑人，勿毁人，無耳語.句 言無根勿傳，非當事勿多言，姙婦言語.言語耳語之語上聲，語無之語去聲，當亦去聲，見音現，惡入聲，傳平聲

居養不謹，胎之保危哉，姙婦旣姙，夫婦不同寢，衣無太溫，食無太飽，不多睡臥，須時時行步，不坐寒冷，不坐穢處，勿聞惡臭，勿登高厠，夜不出門，風雨不出，不適山野，勿窺井塚，勿入古祠，勿升高臨，深勿涉險，勿擧重，勿勞力過傷，勿妄用鍼灸，勿妄服湯藥，常宜淸心靜處，溫和適中[16]，頭身口目，端正若一，姙婦居養.養去聲，　穢處之處亦去聲，靜處之處上聲，不適之適音迹，適中之適音的

姙婦苟無聽事之人，擇爲其可者而已，不親蠶功，不登織機，縫事必謹，無使鍼傷手，饌事必謹，無使器墮破，水漿寒冷，不親手，勿用利刀，無刀割生物，割必方正，姙婦事爲.聽去聲，饌音撰

姙婦端坐，無側載，無恃壁，無箕無踞[17]，無邊堂，坐不取高物，立不取在

---

13) 虹霓: 무지개.

14) 誶罵: 욕하고 꾸짖다.

15) 無理之語: 아무 이치도 없는 말이란 뜻으로, 저속한 잡담을 말함.

16) 適中: 계절이나 주야 시간에 맞추어 규칙적으로 생활하는 것을 밀함.

17) 無箕無踞: 箕는 다리를 쭉 뻗고 앉는 것을 말하며, 踞는 무릎을 세우고 앉는 것을 말함.

地，取左不以右手，取右不以左手，不肩顧，彌月不洗頭．妊婦坐動．洗西啓反

妊婦或立或行，無任一足，無倚柱，無履危，不由仄逕[18]，升必立，降必坐，勿急趨，勿躍過，妊婦行立．降音絳

妊婦寢臥之道，寢毋伏，臥毋尸，身毋曲，毋當隙，毋露臥，大寒大暑，毋晝寢，毋飽食而寢，彌月則積衣支旁，而半夜左臥，半夜右臥，以爲度．妊婦寢臥．伏旁並如字，度去聲

妊婦飮食之道，果實形不正不食，蟲蝕不食，腐壞不食，瓜蓏生菜不食，飮食寒冷不食，食饐[19]而餲，魚餒[20]而肉敗不食，色惡不食，臭惡不食，失飪不食，不時不食，肉雖多，不使勝食氣，服酒散百脈，驢馬肉無鱗魚難産，麥芽葫蒜消胎，莧菜蕎麥薏苡[21]墮胎，薯蕷旋葍桃實不宜子，狗肉子無聲，兎肉子缺脣，螃蟹子橫生，羊肝子多危，鷄肉及卵合糯米子病白蟲，鴨肉及卵子倒生，雀肉子淫，薑芽子多指，鮎魚子疳蝕，山羊肉子多病，菌蕈子驚而夭，桂皮乾薑勿以爲和，獐肉馬刀勿以爲臛，牛膝鬼箭勿以爲茹，欲子端正食鯉魚，欲子多智有力食牛腎與麥，欲子聰明食黑蟲[22]，當産食蝦與紫菜[23]．妊婦飮食．食寒食饐食氣之食，音嗣，蓏音羸，饐於暨反，餒農猥反，餲烏邁反，惡勝並如字，散去聲，葫音葫，蒜些錄反去聲，莧音晛，墮音朶，薯蕷音署預，葍音福，糯音懦，鮎烏兼反，疳音甘，菌期準反，蕈音尋，乾音干，臛音獲，當去聲

妊婦當産，飮食充如也，徐徐行頻頻也，無接雜人，子師[24]必擇，痛無扭身，句偃臥則易産．妊婦當産．扭音狃，易去聲

腹子之母，血脈牽連，呼吸隨動，其所喜怒，爲子之性情，其所視聽，爲子之聰明，其所寒暖，爲子之氣候，其所飮食，爲子之肌膚，爲母者，曷不謹哉．候去聲

---

18) 仄逕: 샛길이나 지름길을 말함.

19) 食饐: 쉰 밥.

20) 魚餒: 생선이 뭉크러진 것.

21) 莧菜蕎麥薏苡: 莧菜는 참비름, 蕎麥은 메밀, 薏苡는 율무를 말함.

22) 黑蟲: 해삼을 말함.

23) 紫菜: 미역을 말함.

24) 子師: 지금에 비유하면 유모에 해당하는 사람.

胎教新記章句大全

晋州柳氏婦師朱堂完山李氏著　子男儆釋音義

女範曰上古賢明之女有娠胎教之方必愼 女範明節婦劉氏所著 今考之諸書其法莫有詳焉自意求之蓋或可知矣余以所嘗試於數四娠育者錄爲一編以示諸女非敢擅自著述夸耀人目然猶可備內則之遺闕也故名之曰胎教新記

人生之性本於天氣質成於父母氣質偏勝馴至于蔽性父母生育其不謹諸 勝如字馴音詢諸語助辭

馴順習也蔽掩使不見也朱子曰天命與氣質亦

相家同纔有天命便有氣質若無此氣則此理如
何頓放天命之性本未嘗偏但氣質所稟卻有偏
處蓋此氣承載此理而行氣有傾向理不得不隨
故氣質之性用事既久遂能掩蔽本然之至善實
由於男女未謹胎敎使其方至之氣方凝之質不
得中正而然也○此節首言人生氣質之由

父生之母育之師敎之一也善醫者治於未病善斆
者斆於未生故師敎十年未若母十月之育母育十
月未若父一日之生斆音効

生指入胞也育指養胎也敎誨也斆亦敎也十月

自入胞至解産月數也入胞之後效合成胎毋之
十二經脈分月遞養始于足厥陰終于足太陽而
手太陽手少陰則下主月水上爲乳汁故不在養
胎之數餘計十箇月乃産也○此節言敎有本末

胎敎爲本師敎爲末

夫告諸父母聽諸媒氏命諸使者六禮備而後爲夫
婦日以恭敬相接無或以褻狎相加屋宇之下牀席
之上猶有未出口之言焉非内寢不敢入處身有疾
病不敢入寢身有麻布不敢入寢陰陽不調天氣失
常不敢宴息使虛欲不萌于心邪氣不設于體以生

胎敎新記 二

其子者父之道也詩曰相在爾室尚不愧于屋漏無曰不顯莫予云覯神之格思不可度思夫告之夫音扶諸語助辭

使者之使相在之相並去聲思終語辭度入聲

聽聽從也媒氏周禮掌男女之娶嫁者命謂送致詞命也士昏禮納采問名納吉納徵請期親迎凡六禮惟親迎無使者猶有未出口之言謂敬以相憚不敢盡言心內之私也內寢妻之適室也麻經布衰謂喪服也不調失常謂隆寒盛暑烈風雷雨之類也宴息謂安寢也坎水不涸則虛欲不萌离火常明則邪氣不設如是然後神旺精盛生子而

才且壽也詩大雅抑之篇相視也屋漏室西北隅
也覯見也格至度測也言視爾獨居之時猶不愧
于幽深之處而後可爾無曰此非顯明而莫有見
者當知鬼神之來無物不體其至於是有不可得
而測矣○此節言胎教之道始自男女居室之間
而其責專在於父

受夫之姓以還之夫十月不敢有其身非禮勿視非
禮勿聽非禮勿言非禮勿動非禮勿思使心知百體
皆由順正以育其子者母之道也女傳曰婦人姙子
寢不側坐不偏立不蹕不食邪味割不正不食席不

正不坐目不視邪色耳不聽淫聲夜則令瞽誦詩道正事如此則生子形容端正才過人矣知傳並去聲偏本作遍義同蹕讀彼智反

古者爲子孫爲姓詩云振振公姓有私有也非禮勿視以下十六字論語文使心知以下九字樂記文女傳漢劉向所著列女傳姙娠懷子也寢寐也側尺同不正也偏邊同一邊也蹕跛同偏任也邪味饌品之奇巧者邪色容色之妖冶者淫聲音樂之褻亂者瞽樂師無目者詩孔子所刪三百篇也道說也正事正人君子之事也陳氏曰婦人姙

子坐立視聽言動無不一出於正然後生子形容
端正才能過人矣○此節言胎教之責專在於女
子長羈丱擇就賢師師教以身不教以口使之觀感
而化者師之道也學記曰善教者使人繼其志長去聲羈
丱音奇慣
羈束髮也丱兩角貌春秋傳曰羈丱成童師教以
身猶曰無行而不與二三子者也不教以口猶曰
聲色之於以化民末也觀目觀感心感化身化也
學記禮記篇名繼其志者人樂倣傚也○此節言
既長之後責在於師

是故氣血凝滯知覺不粹父之過也形質寢陋才能不給母之過也夫然後責之師師之不教非師之過也知過並去聲能有代反夫音扶後同

粹精純也寢醜陋劣也能耐同才力也給之爲言足也○此節結上三節之意而言子有才知然後專責之師

右第一章只言敎字○此章言氣質之病由於父母以明胎教之理

夫木胎乎秋雖善虆猶有拔直之性金胎乎春雖劲利猶有沉合之性胎也者性之本也一成其形而教

肖或不如禽獸然後聖人有惻然之心作爲胎教之
法也 遠袁萬反伏去聲 杲亦作蜾蠃上聲
遠遠之也獸之雄曰牡烏抱卵曰伏杲蠃細腰蠭
即蒲盧也純雄無子取桑虫附之於木空中祝之
曰類我類我七日而化爲其子禽獸多知母而不
知父故只曰肖母惻然傷痛貌○此節言以人而
不可無胎教

右第三章備論胎教

養胎者非惟自身而已也一家之人恒洞洞焉不敢
以忿事聞恐其怒也不敢以凶事聞恐其懼也不敢

胎教新記 七

以難事聞恐其憂也不敢以急事聞恐其驚也怒令子病血懼令子病神憂令子病氣驚令子癲癎養去聲後凡言養胎同洞上聲聞去聲難平聲癲亦作瘨

自身姙婦而言也洞洞敬謹貌怒則氣逆而血迫懼則氣下而神散憂傷肺肺主氣驚傷膽膽屬木癲癎風木疾在小兒爲驚風○此節首擧胎敎之大段

與友久處猶學其爲人況子之於母七情肖焉故待姙婦之道不可使喜怒哀樂或過其節是以姙婦之旁常有善人輔其起居怡其心志使可師之言可法

之事不聞于耳然後惰慢邪僻之心無自生焉待姙婦處上聲樂音洛僻音闢爲人謂心術也七情喜怒哀懼愛惡欲也可師之言可法之事謂古人之嘉言善行也閒閒斷也末句復言待姙婦者總名此節也下十一節倣此〇

胎敎之法他人待護爲先

姙娠三月形象始化如犀角紋見物而變必使見貴人好人白璧孔雀華美之物聖賢訓戒之書神仙冠珮之畫不可見倡優侏儒猿猴之類戱謔爭鬪之狀刑罰曳縛殺害之事殘形惡疾之人虹霓震雷日月

滇蝕星隕彗孛水漲火焚木折屋崩禽獸淫泆病傷
及汚穢可惡之蟲姙婦日見孛（娠音申 象像通 冠如字 孛入聲 可惡之惡去聲）
醫學入門曰夫人之有生也精血日化從有入無
中竅日生從無入有自然旋轉九日一息次九又
九凡二十七日卽成一月之數凝成一粒如露珠
然乃太極動而生陽天一生水謂之胚此月經閉
無潮無痛飮食稍異平日不可輒犯及輕率服藥
又三九二十七日卽二月數此露珠變成赤色如
桃花瓣子乃太極靜而生陰地二生火謂之脬此
月腹中或動不動猶可狐疑若吐逆思酸名曰惡

蚓之屬可惡如蛇蝎之屬○自正其心者先謹目

見

人心之動聞聲而感姙婦不可聞淫樂淫唱市井喧

譁婦人誶罵及凡醉酗忿辱倞哭之聲勿使婢僕入

傳遠外無理之語惟宜有人誦詩說書不則彈琴瑟

姙婦耳聞 樂音岳誶音祟酗兄赴反說音雪不平聲

淫樂如巫覡迎神佛事請衆之類淫唱如倡優打

量兒童詩調之類古者八家同井相救助故民居

謂之井誶詬語也酗醉怒也倞哭聲也遠外遠方

相外之地無理之語謂鄙俚褻談也詩指三百篇

但有字明矣又三九二十七日卽三月晝百日間
變成男女形影如淸鼻涕中有白絨相似以成人
形鼻與雌雄二器先就分明其諸全體隱然可悉
斯謂之胎乃太極之乾道成男坤道成女此時胎
最易動不可犯禁忌所謂形象始化也犀南方猛
獸似豕黑色三角一在頭上一在額上一在鼻上
角色明黃往往有黑紋如物形多由其母相感時
所目見而生也必使以下十一字壽世保元文貴
人有爵位之人好人有德長老也璧玉名圓而有
空孔雀鳥名尾翠而長有異彩冠冠冕珮珮玉謂

冠珮之朝官也倡優卽今之才人花郞侏儒卽今之難長皆所以爲戲者猿猴二獸名寓屬似人人家馴之以供玩笑詭戲語也曳過曳也縛綁縛也殘形如眇躄無唇之類惡疾如狂癎瘇癩之類霓雌虹也震雷擊物也薄蝕相薄而食也朔而月過日下則日蔽不見望而日月正相當則月入地影而光沒皆其形漸漸犯入如蟲食葉故曰蝕自上而下曰隕春秋作霣彗妖星有芒而長尾如掃篲孛失行之星也漲水大至也焚燒之壯也淫淫亂也泆淫貌淫泆病傷並指禽獸而言也汚穢如蝸

及樂府歌行誦之取其音響也書指經書及先儒
文字說之取其旨義也彈手彈也○旣謹目見耳
聞次之
延醫服藥足以止病不足以美子貌汎室靜處足以
安胎不足以良子材子由血成而血因心動其心不
正子之成亦不正姙婦之道敬以存心毋或有害人
殺物之意奸詐貪竊妬毁之念不使蘖芽於胸中然
後口無妄言面無歉色若斯須忘敬已失之血矣姙
婦存心汎音信處上聲毋音無通歉訶歛反
延迎致也飮藥曰服汎洒也謂洒水而掃之也良

心爲主○視聽旣正然後心正

姙婦言語之道忿無厲聲怒無惡言句語無搖手笑無見矧與人不戲言不親詈婢僕不親叱鷄狗勿誑人勿毁人無耳語句言無根勿傳非當事勿多言姙婦言語（言語耳語之語上聲語無之語去聲 當亦去聲見音現惡入聲傳平聲）

直言曰言論難曰語厲猛也惡言不順之言也搖手如抵掌揶揄之類矧齒本也不親者使人代之也叱詈聲也誑人謂詐語毁人謂誣語也言無根猶曰無稽之言也當事凡謀事成務皆是也○心正則言正

居養不謹胎之保危哉姙婦旣姙夫婦不同寢衣無太溫食無太飽不多睡卧須時時行步不坐寒冷不坐穢處勿聞惡臭勿登高厠夜不出門風雨不出不適山野勿窺井塚勿入古祠勿升高臨深勿涉險勿擧重勿勞力過傷勿妄用鍼灸勿妄服湯藥常宜清心靜處溫和適中頭身口目端正若一 姙婦居養（養去聲穢處之處亦去聲靜處之處上聲不適之適音迹適中之適音的）

居自居養受養也衣無太溫以下十七字勿涉險以下二十一字並醫學入門文勿登高厠四字醫學正傳文適中適天時之中也〇外養則居處爲

先

姙婦苟無聽事之人擇爲其可者而已不親蠶功不登織機縫事必謹無使鍼傷手饌事必謹無使器墜破水漿寒冷不親手勿用利刀無刀割生物割必方正姙婦事爲 聽去聲饌音撰

聽任之也可者謂無妨之事也不蠶惡其殺生也不織惡其撼體也鍼傷手則身驚器墜破則心驚親手猶言着手也利刀銛刃之刀也生物謂鷄雀魚蟹之類方正指凡肉菜餅餈而言也○居養亦不得全無事爲

姙婦端坐無側載無恃壁無箕無踞無邊堂坐不取高物立不取在地取左不以右手取右不以左手不肩顧彌月不洗頭姙婦坐動 洗西啓反

側載身任一邊也恃依也箕展足踞垂足也邊堂于堂之邊也肩顧謂顧而轉肩也彌月猶言滿朔也動措坐不取以下而言也○事爲不可常故次之以坐

姙婦或立或行無任一足無倚柱無履危不由仄逕升必立降必坐勿急趨勿躍過姙婦行立 降音絳

履踐也升必立不坐升階也降必坐不立降階也

過指溝渠而言也○人不可以常坐故次之以行
姙婦寢臥之道寢毋伏臥毋尸身毋曲毋當隙毋露
臥大寒大暑毋晝寢毋飽食而寢彌月則積衣支旁
而半夜左臥半夜右臥以爲度姙婦寢臥（伏旁並如字度去聲）
尸仰臥也曲屈臥也隙穴也露無庇也積襞積也
支拄旁腋也度常法也○行立之久必有寢臥
姙婦飮食之道果實形不正不食蟲蝕不食腐壞不
食瓜蓏生菜不食飮食寒冷不食食饐而餲魚餒而
肉敗不食色惡不食臭惡不食失飪不食不時不食
肉雖多不使勝食氣服酒散百脈驢馬肉無鱗魚難

産。蔘、苦、葫、蒜消胎。莧菜、蕎麥、薏苡墮胎。薯蕷、旋葍、桃實不宜子。狗肉子無聲。兎肉子缺脣。螃蟹子橫生。羊肝子多厄。鷄肉及卵合糯米子病白蟲。鴨肉及卵子倒生。雀肉子淫。薑芽子多指。鮎魚子疳蝕。山羊肉子多病。菌蕈子驚而夭。桂皮乾薑勿以爲和。獐肉馬刀勿以爲臛。牛膝鬼箭勿以爲茹。欲子端正食鯉魚。欲子多智有力食牛腎與麥。欲子聰明食黑蟲。當産食蝦與紫菜。妊婦飲食 食寒食醴食氣之食音嗣蕎音喬 殪饐於壹反餒農猥反餲烏遏反惡蘇並如字散去聲葫音胡蒜先亂反去聲莧音現藘音丹薯音署蕷音預葍音福糯音懦鮎音黏反音甘蘭蕈尋反蕈音尋乾音干臛音霍當去聲蟲蝕腐壞亦指果實而言也蔬諸菜總名生菜如萵苣菘葉之類飮水漿也食飯也食饐以下三十五字論語文饐飯傷熱溼也餲味變也魚爛曰餒肉腐曰敗色惡臭惡味亦將變也飪烹調生熟之節也不時五穀未成果實未熟之類服酒以下十六条皆禁忌之由也服酒散百脈五字得効方文驢馬以下至子驚而夭見醫學入門而本文無蕎麥二字及薯蕷以下九字無鱗魚黄顙鰻鱺之屬葫蒜大蒜也莧有六種此言菜指人莧也蕎麥木麥也薏苡草實名殼薄者可作穀食薯蕷山藥也

旋葍艸名蔓生花似牽牛而紅色根似著蕷而細
甘脆可蒸食糯粘稻也白蟲寸白蟲也雀黃雀也
多指莊子所謂駢拇枝指也鮎魚無鱗有涎背青
黑生江湖中首有香氣疳蝕口中惡瘡也地生曰
菌木生曰蕈皆溼氣所成也驚驚風也桂皮桂木
皮也乾薑乾白之薑也和如商書若作和羹之和
言以桂薑爲粉調和餠餐也馬刀蛤名偏長如斬
馬刀生沙水中臛肉羹也牛膝艸名葉似酸漿節
如牛節故得名鬼箭木名叢生身有四忍如箭之
羽故名曰鬼箭羽其葉可作菜食茹食菜也乾薑

馬刀散氣獐肉桂皮牛膝鬼箭皆墮胎故不食欲
子端正以下十八字壽世保元文腎藏名麥大麥
也黑蟲生海中即海蔘也當產猶言臨產也蝦乾
蝦也紫菜即海藿也○寢起必食食最重故在後
姙婦當產飮食充如也徐徐行頻頻也無接雜人子
師必擇痛無扭身句偃臥則易產姙婦當產扭音紐易去聲
充如言常實也頻頻少休復行也子師若今之乳
母也內則曰擇於諸母與可者必求其寬裕慈惠
溫良恭敬愼而寡言者使爲子師扭紋轉也偃臥
倚物仰面而臥也○胎敎止於產故以產終焉

腹子之母血脉牽連呼吸隨動其所喜怒爲子之性情其所視聽爲子之聰明其所寒暖爲子之氣候其所飲食爲子之肌膚爲母者曷不謹哉 候去聲

腹猶言懷也候節候也以言氣之往來也○總結上文十三節

右第四章胎教之法

不知胎教不足以爲人母必也正心乎正心有術謹其見聞謹其坐立謹其寢食無襍焉則可矣無襍之功裕能正心猶在謹之而已

術路也襍謂不一也裕優也葢言無襍則優足以

20. 保幼新編

📖 서지 사항

이 책은 조선 시대 高宗 42년(1905)에 무기선생(無忌先生)이 撰한 것을 노광리(盧光履)가 編한 소아과 전문의서로, 1冊으로 되어 있다. 序文에 무기선생이 著述하였다고 되어 있으나 누구인지 상세하지 않아서 누가 언제 쓴 것인지도 알 수가 없었다. 최근 양승률은 신만(申曼)이 지었으며, 『주촌신방(舟村新方)』의 원본일 것이라는 연구 결과를 제시하였다. 이 책의 본문 내용은 소아의 각 병증을 운기(運氣), 유행(流行), 학모지후(瘧母之候) 이하 112항목으로 나누고, 그 주후(主候)를 간단히 기술하고 이어 그것에 대한 처방을 기재하였다. 이 책은 현재 서울대학교 규장각, 한독의약박물관에 소장되어 있다.

✍ 관련 연구

양승률. 舟村 申曼의 『保幼新編』 편찬과 『舟村新方』. 장서각 25. 2011.

小兒病源總論

小兒之病，皆出於熱，何也，盖男多腎火，女多肝火，腎有火則精熱，肝有火則血熱，小兒稟受父母之精血而成胎，故小兒之病，皆由於胎熱也. 經曰，熱生風，又曰，熱生痰，盖胎熱挾風上升，則爲頭瘡聤耳，齒疳雀目之症，外散則爲丹毒癮疹，遍身胎瘇[1]之症，胎熱挾風，與痰而流注於頭項胸背，腋脇肢節，則爲瘰癧癭瘤，走馬飛尸，痰厥，不仁不遂，龜胸龜背之症，風痰火乘虛氣之所虛 邪必湊焉 而聚合於內臟，則爲急驚實熱 慢驚虛熱 狂癲狂實熱 癲虛熱 癎釣，痓柔 痙强 疝痳浮脹之症，是以胎熱變生六證風熱痰火燥濕 六證養成百病，百病根荄，不過曰胎熱而已熱生痰者，熱多則津液煎熬，而成痰也.

凡小兒稟氣，有虛實，氣實則熱亦實，氣虛則熱亦虛，虛熱甚而痰多風小，則爲慢驚氣虛則熱愈增勢，熱甚則痰愈增勢 實熱甚而痰少風多，則爲急驚，凡治急驚，先以淸熱爲主，治慢驚，先以補氣消痰爲主，驚有三證. 急驚慢驚脾風也眼半開半合，將成脾風之候，驚風三次復發，則爲癎也. 驚有八候，一搐臂肘伸縮 二搦十指皆合 三掣勢如撲掣 四顫頭身顫動 五反身首反張 六引手如挽弓 七竄目直上竄 八視睛露邪視. 搐有五證，身熱力大者，急驚，身冷力小者，慢驚，伏地作聲，醒時吐沫者，癎，頭仰視者，天吊，角弓反張者，痓. 脾風有五證，頭雖熱，眼珠靑白而足冷，頭雖熱，或腹脹而足冷，頭雖熱，或泄瀉而足冷，頭雖熱，或嘔吐而足冷，頭雖熱，或口渴而足冷者，脾風之候頭熱足冷者，眞元不足，虛熱上升之致也. 驚搐，無聲者順，有聲者逆，男爲陽屬木，故發搐之時，左視木位肝 則無聲，右視金位肺 則有聲，女人反是，盖金木相擊故也. 心主驚[2]，實則多叫哭驚悸，手足動搖，發熱飮水，心氣熱則合面而臥，熱實則仰臥，目上竄，舌强不能語，虛則困臥，驚悸不安. 肝主風，

---

1) 瘇: 脛氣足腫. 수종다리 종. 다리가 붓는 병을 말함.

2) 心主驚: 일반적으로 경(驚)은 腎病이나 肝病에서 나타나는 병증으로 설명하는데, 여기에서는 심(心)과 연관지어 설명하였다.

實則目直視，大呌3)呵欠，項急煩悶，甚則兩眥俱緊，不轉目睛，發驚咬牙，手循衣亂捻物，身强反張．脾主困，實則困睡，身熱飮水，泄瀉赤黃色，不思飮食，睡不露睛，虛則吐瀉白色，睡露睛，或有痰．肺主喘，實則悶亂喘促，或渴，虛則哽氣長，出氣短，唇白色．腎主無虛，實則目無精光，畏明，體重骨堅，虛刦，神氣不足，目中白睛多，顱解顱開，面色晄白，腎虛者，下竄4)或脛寒，足熱，不喜褁衣．五臟傳變，皆痰爲患，盖痰乃風苗，火靜則伏於脾，火動則壅於脾，疾火交作，則爲驚風，結滯則爲癎釣，來去則爲瀉靑5)，皆由脾濕而成保元湯加白芍藥，以眷血爲使，乃慢驚之美方也．

辨實熱

性急數啼，汗熱，寤寐多驚，大便小便不通，有微䗁，身輒烘熱，喜飮水．

辨虛熱

性緩聲懦，遍身如常，腦後偏濕，盜汗汗冷，便滑數泄，上熱下寒，口內糜爛，善發諸瘡，數吐乳流涎，常有喉間痰聲，善噫퍽기질，屎色靑而又白．

---

3) 呌: 叫의 俗字

4) 下竄: 서혜부(鼠蹊部), 샅 부위를 말함.

5) 瀉靑: 푸른똥을 보는 증상을 말함.

胎熱預治方

一 小兒初生, 急以甘草一錢 黃連五分 煎水醮帛裹, 手指拭兒口內惡汁, 且以二味煎水飮之, 俾兒吐出腹中穢濁之水, 或下惡物於大便, 則兒無雜病, 善行痘疹加人參一二分爲妙

一 方 朱砂一字, 調煉蜜蘸, 兒口內嚥下, 則一生免痘疹之患

一 小兒初生, 卽以綿絮多漬產血, 陰乾無使腐傷, 藏于不熱處, 小兒氣暫不平, 口熱身溫, 右綿血浸溫水出之, 頻頻飮之, 治兒百病. 一云濟急之方, 臍帶中血尤妙

一 取狗糞露乾色白者, 蜜灸作末, 浸白沸湯, 去滓頻頻溫服, 豫防慢急驚火丹胎腫口瘡等症

一 兒生後臍帶脫落, 卽取置新瓦上, 用炭火四圍燒, 至烟將盡, 放出地上, 用瓦盖之, 存性硏爲末, 豫將朱砂透明者, 細末水飛, 臍帶末, 若五分重, 和朱砂二分半, 生芐, 當歸身, 濃煎汁一二, 蜆小蛤殼[6], 調和煎三味, 飮兒一日內用盡, 次日大便遺下汚穢之物, 終身永無痘疹及諸疾之患, 此延生第一妙方

---

6) 蜆殼: 모시조개 껍질.

小兒病源總論

小兒之病皆出於熱何也蓋男多腎火女多肝火腎有火則精熱肝有火則血熱小兒禀受父母之精血而成胎故小兒之病皆由於胎熱也經曰熱生風又曰熱生痰蓋胎熱挾風上升則為頭瘡聤耳齒痛雀目之症外散則為丹毒癮疹遍身胎癯之症胎熱挾風與痰而流注於頭項胷背腋脇肢節則為瘰癧瘿瘤走馬飛尸痰厥不仁不遂龜胷龜背之症風痰火兼虛（氣之邪虛羸必湊驚）而聚合於内臟則為急驚（實熱）慢驚（虛熱）狂癲（狂實熱癲虛熱）癎釣痓（柔痙強）疝麻浮脹之症是以胎熱變生六證（風熱痰火燥濕）六證養成百病百病根荄不過曰胎熱而已（熱生痰者熱多則津液煎熬而成痰也）

凡小兒稟氣有虛實氣實則熱亦實氣虛則熱亦虛虛熱甚而痰多風小則為慢驚（氣虛則熱愈增勢熱甚則痰愈增勢）實熱甚而痰少風多則為急驚凡治急驚先以清熱為主治慢驚先以補氣消痰為主

驚有三證急驚慢驚脾風也（眼半開半合將成脾風之候驚風三次復發則為癇也）

驚有八候一搐（臂肘伸縮）二搦（十指皆合）三掣（勢如撲掣）四顫（頭身顫動）五反（身首反張）六引（手如挽弓）七竄（目直上竄）八視（睛露邪視）

搐有五證身熱力大者急驚身冷力小者慢驚伏地作聲醒時吐沫者癇頭仰視者天吊角弓反張者痓

脾風有五證頭雖熱眼珠青白而足冷頭雖熱或腹脹

而足冷頭雖熱或泄瀉而足冷頭雖熱或嘔吐而足冷頭雖熱或口渴而足冷者脾風之候頭熱足冷者眞元不足虛熱上升之致也

驚搐無聲者順有聲者逆男為陽屬木故發搐之時左視木位肝則無聲右視金位肺則有聲女人反是蓋金木相擊故也

心主驚實則多叫哭驚悸手足動搖發熱飲水心氣熱則合面而臥熱實則仰臥目上竄舌強不能語虛則困臥驚悸不安

肝主風實則目直視大叫呵欠項急煩悶甚則兩眥俱緊不轉目睛發驚咬牙手循衣亂捻物身強反張

脾主困實則困睡身熱飲水泄瀉赤黃色不思飲食睡

不露睛虛則吐瀉白色睡露睛或有痰

肺主喘實則悶亂喘促或渴虛則哽氣長出氣短脣白色

腎主無虛實則目無精光畏明體重骨堅虛刼神氣不足目中白睛多顱解顱開面色皖白腎虛者下竄或脛寒足熱不喜畏衣

五臟傳変皆痰為患盖痰乃風苗火靜則伏於脾火動則壅於肺痰火交作則為驚風結滯則為癎鉤來去則為瀉青皆由脾濕而成 保元湯加白芍藥以養血為使乃慢驚之良方也

辨實熱

性急燥啼 汗熱 喜寐多驚 大便小便不通

有微蟣身輒烘熱 喜飲水

辨虛熱

性緩聲懦 遍身如常 腦後偏濕 盜汗汗冷

便滑數泄 上熱下寒 口內糜爛 善發諸瘖

數吐乳流涎 常有喉間痰聲 善噫 퓌기질

屎色青而又白

胎熱預治方

一小兒初生急以甘草一戔黃連五分煎水醮帛裹手指拭兒口內惡汁且以二味煎水飲之俾兒吐出腹中穢濁之水或下惡物於大便則兒無雜病善行痘疹加人參一二分爲妙

一方朱砂一字調煉蜜醮兒口內嚥下則一生免痘疹之患

一小兒初生即以綿絮多漬産血陰乾無使腐傷藏于不熱處小兒氣暫不平口熱身温右綿血浸温水出之頻頻飲之治兒百病一云濟急之方臍帶中血尤妙

一取狗糞露乾色白者蜜灸作末浸白沸湯去滓頻頻温服預防慢急驚火丹胎腫口瘡等症

一兒生後臍帶脫落即取置新瓦上用炭火四圍燒至烟將盡放出地上用瓦盞之存性研為末預將朱砂透明者細末水飛臍帶末若五分重和朱砂二分半生苄當歸身濃煎汁一二蜆(小蛤)殼調和煎三味飲兒一日內用盡次日大便遺下汚穢之物終身永無痘疹及諸疾之患此延生第一妙方

21. 醫鑑重磨

📖 서지 사항

석곡 이규준(石谷 李圭晙)이 지은 의서로, 1922년에 간행되었다. 『동의보감(東醫寶鑑)』의 내용이 번잡할 뿐만 아니라, 보음억양(補陰抑陽)하는 방법이 『소문(素問)』의 뜻과 어긋난다고 하여 이를 요약한 것이다. 本書의 내용은 먼저 「계경장부편(稽經藏府篇)」에서 『소문』의 내용을 장부음양(藏府陰陽), 장부배합(藏府配合), 오장체용육부전수(五藏體用六府傳受) … 등으로 분류하여 뽑아 놓고, 「백병총괄편(百病總括篇)」에서는 外感, 內傷, 內景, 外形, 雜病으로 나누어 病理를 설명하고, 「국방류선(局方類選)」에서 『화제국방(和劑局方)』 처방을 外感, 內傷 등으로 유선(類選)하고, 석곡(石谷)의 方을 附記하였다.

✍ 관련 연구

권오민 외 5인. 『醫鑑重磨』의 판본 및 구성에 대한 연구. 한국한의학연구원논문집 16(1). 2010.

金南一. Lee Kyu-joon(李圭晙)'s Study on Huangdineijing(黃帝內經) in the Late Choson era. 大韓原典醫史學會誌 10. 1996.

김중한. 李圭晙의 『素問大要』에 나타난 獨創性. 大韓原典醫史學會誌 5. 1991.

김창건. 『석곡심서』를 통해 본 『황제내경소문대요』의 독창성 연구. 대전대학교 박사학위논문. 2014.

김창건. 『黃帝素問大要』의 編制에 대한 연구. 대전대학교 석사학위논문. 2007.

황원덕. 석곡 이규준의 扶陽論에 관한 연구. 大韓原典醫史學會誌 12(2). 1999.

序文

東方有東醫寶書，內醫許浚之所撰也萬歷中，其書集合古今醫書，上自農軒，下至元明，凡論病藥者，靡不采輯，以類相聚，分門入例，誠醫家之大都市也. 然散而無主，雜而不精，大率助陰剝陽，認主爲賊，與素問經旨，有所反馳者，十八九矣. 是以方士循墨有驗者，十難二三，而擧世矇矇，莫知其由，承襲之來，殆千數百年矣. 余於素問內經，嘗有所節要者，友人金善久，復要余，節約東醫寶鑑，不使後人迷辭不獲，乃就其書，芟夷繁亂，撮括要領，唯取其有合於經旨者，舊恰至五十卷，今約得六卷，冊如古鏡，埋沒塵土，晩得磨拭，則本明猶存，有可以監形，而辨色矣. 旣畢以還于金友，唯曰此乃素問之門隧也，至於精微之奧，則在經有之，由是而入，庶乎其不迷矣.

扶陽論[1)]

天地交變，萬物化生，天地閉塞，萬物死藏，天地者，萬物之父母，水火者，陰陽之徵兆，人亦應之，心火在上，腎水居下，火降乎水而后，水乃升焉. 故陽交則生，陽反則死，何以明其然也，小兒冬月裸月卻，老人夏月膝冷，是知陽來則生，陽穉則育，陽盛則壯，陽衰則老，陽歸則死也. 心爲火之主，故曰君火，腎曰相火者，非是別火，乃此火之行乎水者也，火之爲氣也，能知覺運動，呼吸笑語，榮光肌膚，衛捍風寒，周流一身，無所不在，有是則生，無是則死. 陽主生育，爲春爲晝，陰知肅殺，爲秋爲夜，故天運當以日光明，陽勝則熱，陰勝則

1) 『의감중마(醫鑑重磨)』 卷三 「내경소문부설(內經素問附說)」에 나옴. 원본에는 현토(懸吐)와 국역(國譯)이 되어 있는데, 여기에는 원문만 수록하였다. 「기허론(氣虛論)」과 「신유양장변(腎有兩臟辨)」에서도 마찬가지로 원문만 수록하였다.

寒, 陽之太過, 不能無病, 汗下卽已, 陰之太過, 病乃大作, 溫亦難愈. 故曰善治者, 治皮毛, 其次治筋脈, 其次治六府, 其次治五藏, 治五藏者, 半死半生也. 夫軒岐神聖也, 論理天人, 必以陽爲主, 其論虛實, 曰邪氣盛則實, 精氣奪則虛[2], 邪氣者, 風寒也, 精氣者, 陽氣也, 聖人扶抑之意, 於此可見矣. 降自周漢, 曁于唐宋, 傳受猶在, 至金人河間丹溪之徒出則以爲五行各一, 惟火有二, 乃曰人之一身, 陽常有餘, 陰常不足, 滋陰之藥, 自幼至老, 不可闕也, 又曰火爲元氣穀氣之賊[3], 一言唱謬, 百口和附, 于以論病, 便主助陰, 于以制方, 率多殺陽, 求以活人, 反以殺人, 前車旣覆, 後車不戒, 莫知能悟, 吁, 陽道不振, 關其時運, 可勝嘆哉. 陽化氣, 陰成形, 今夫人之死也, 形體未壞而氣息先絶, 此果陽有餘而陰不足乎, 余故反之曰, 人之一身, 陽常患不足, 陰常患有餘, 助陽之藥, 幼亦可服, 老尤不可闕也, 陰盛于下, 陽必推上, 故諸陰之反, 莫不有熱, 彼不得乎脈, 而徒憑乎目者, 便作陽病, 殊不知寒盛於陽生之後, 暑盛於陰生之後. 彼劉朱之見是已, 丹溪晩年亦多用溫熱, 此乃覺前日之非者也, 後之學醫者, 不述其晩覺而遂其前非, 凡行今之書是也, 遂使軒岐之澤, 不被于後世, 悲夫, 欲學軒岐之道, 以廣軒岐之澤, 盍[4]反乎軒岐之書, 內經十八卷, 一言以要之曰, 陽密乃固[5], 豈獨軒岐之書爲然, 羲文之經[6], 亦以扶陽爲主, 聖賢千萬言, 無非遏惡揚善, 苟識其理, 奚[7]獨衛生而已哉.

---

2) 『素問・通評虛實論』에 나옴.

3) 『東醫寶鑑・雜病篇』 卷之三 火門 【火爲元氣之賊】에 나오는 문장임. 『동의보감』에서 「동원(東垣)」을 출전으로 하였지만 실제 동원의 저작에는 같은 내용이 나오지 않는다. 『비위론(脾胃論)』 卷中飮 「食勞倦所傷 始爲熱中論」 에 나오는 "心不主令 相火代之. 相火, 下焦包絡之火, 元氣之賊也. 火與元氣不兩立, 一勝則一負"라는 문장이 가장 흡사하다.

4) 盍: 何不也.

5) 『素問・生氣通天論』에 나옴.

6) 羲文之經: 羲文은 태호 복희씨(太皞 伏羲氏)와 문왕(文王)을 말함. 그러므로 羲文之經이라 하면 선천팔괘(先天八卦)와 후천팔괘(後天八卦)를 뜻함.

7) 奚: 어찌.

氣血論

人生何根，火爲之根，根何附焉，水穀爲田，水穀入胃，火乃運用，其蒸蒸浮浮，出乎肺葉，周行乎經隧之外，照溫肌膚，衛捍風寒者，上焦火也，名曰衛氣，其腐熟水穀，薰蒸津液，周行乎經隧之中，變成血赤，榮光悅澤者，中焦火也，命曰榮營氣，其泌別淸濁，疏通溝瀆[8)]，出而不內納者，下焦火也，陰陽交而上下和，氣血通而表裏正，苟能愼起居，節嗜欲，精神內守，病安從來，若夫起居不愼，則風寒客入，寒客皮膚，陽氣內拒，鬱而成熱，留而不去，經脈受寒，經脈受寒則血凝泣澁，血凝泣，則脈絀急，於是爲痺爲痛，爲掣爲厥，寒客六府，則飱泄腹痛，寒客五藏，則九竅不通，命將去矣(注)九竅，耳二目二鼻二口一大小便孔合九．且夫喜怒不節，嗜慾無度，則相火反升，相火反升，則陰反下，陰反下，則風寒從，風寒從則水飮畜，水飮畜則火乃鬱結，於是爲痞爲積，爲嗽爲嘔，變成他病，此兩者，病之所由生，而風實主之，故風者，百病之長也，風之爲病，便生寒熱，熱者標也，寒者本也，故曰能知標本，萬擧萬當，不知標本，是謂妄行[9)]．夫氣者，醇乎陽者也，血者，陰從陽化者也，津液者，陰陽融和者也，飮者，陰未從陽者也，風者，陽變爲陰者也，經曰心主血，今曰血爲陰，經曰風寒，今曰風熱，古人謂飮爲水，今人謂痰爲火，至謂濕生熱，熱生風，氣血風水，槩用苦寒，反經害人，罔有其極，噫嘻哀哉．陰凝於陽，必戰，易曰龍戰于野，其血玄黃[10)]，龍者，陰之變陽者也，血者，陰從陽化者也，故陽之戰陰，以龍與血象之，觀於此則氣血之理，可次矣，古之善衛生者，唯善保眞火而已，能保眞火，氣血和平，筋骨堅强，耳目聰明，長有天命．

---

8) 溝瀆: 中焦와 下焦에서 水分을 이동시키는 통로를 지칭함.

9) 『素問・標本病傳論』에 나옴.

10) 『周易・重地坤卦』에 나오는 문장임.

腎有兩藏辨

天有五行, 各一其位, 人有五藏, 各一其氣, 難經云, 腎有兩者, 非皆腎也, 左爲腎水, 右爲命門火[11], 此言爽理其眞越人之言乎. 夫腎者, 北方水藏也, 天無北方火, 人身豈獨有腎藏火乎, 命門者, 心包絡也, 其位膻中, 其府三焦, 其經手厥陰, 其官臣使, 故命曰相火, 相火之行, 四藏百體, 莫不受命, 脾得之而化穀, 肺得之而宣衛, 肝得之而榮筋, 腎得之而生精, 水得火則精生, 水勝火則精亡, 天地交而化生, 日月感而明生, 其致一也. 今之醫者, 以水爲生, 以火爲病, 認主爲賊, 殺人靡悟, 原其由, 皆右腎火一言之謬也. 然有腎有兩者, 何也, 曰腎者, 冬藏, 於時, 成始成終, 於志, 爲是爲非, 於藏, 右以納之, 左以泄之, 腎之有兩, 以此, 非以彼.

11) 『難經 · 三十六難』에 나오는 문장은 다음과 같다. "腎兩者, 非皆腎也. 其左者爲腎, 右者爲命門. 命門者, 諸神精之所舍, 原氣之所繫也, 男子以藏精, 女子以繫胞. 故知腎有一也."

醫鑑重磨序

東方有東醫寶鑑內醫許浚之所撰也萬曆中其書集合古今醫書上自農軒下至元明凡論病藥者靡不采輯以類相聚分門立例誠醫家之大都市也然散而無主雜而不精大率助陰剝陽認主爲賊與素問經旨有所反馳者十八九矣是以方士循墨有驗者十難二三而擧世矇矇莫知其由承襲之來殆千數百年矣余於素問內經嘗有所節要者友人金善久復要余節約東醫寶鑑不使後人迷辭不獲乃就其書芟夷繁亂撮括要領唯取其有合於經旨者舊恰至五十卷今約得六卷册如古鏡埋沒塵土晩得磨拭則本明猶存有可以監形而辨色矣旣畢以還于金友唯曰此乃素問之門隧也至於精微之奧則在經有之由是而入庶乎其

不迷矣

內經素問附說

扶陽論

天地交變에 萬物이 化生하고 天地閉塞에 萬物이 死藏하니 天地者는 萬物之父母오 水火者는 陰陽之徵兆라 人亦應之하니 心火는 在上하고 腎水는 居下하야 火降乎水而后에 水乃升焉이라

天과 地가 사귀고 변함에 萬物이 化하여 나고 天地가 닫히고 막힘에 萬物이 죽고 잠기니 天地는 萬物의 父母요 水와 火는 陰과 陽의 徵兆라 人도 또한 應하니 心藏의 火는 上部에 있고 腎藏의 水는 下部에 있어서 火가 水에 내린 后에 水가 升하느니라 (注) 火가 水에 降하고 水가 升함을 五行相生으로 보아도 不當하나 春日에 太陽이 下降함으로 草木이 生長하고 人身에도 水火交濟함으로 生育함

故로 陽交則生하고 陽反則死니라 何以明其然也오 小兒는 冬月에

裸脚하고 老人은 夏月에 膝冷하니 是知陽來則生하고 陽稱則育하고 陽盛則壯하고 陽衰則老하고 陽歸則死也니라

故로 陽과 陰이 交(火降水升)하면 生하고 陽이 反하면 死하나니라 어째서 그것이 그러함을 밝히나뇨 小兒는 冬月에도 다리를 발가벗고 老人은 夏月에도 膝이 冷하니 是가 陽이오면 生하고 陽이 이르리면 育하고 (陽이) 盛하면 건장하고 陽이 衰해지면 老者하고 陽이 돌아가면 死하나니라

心爲火之主라 故로 曰君火요 腎曰相火者는 非是別火라 乃此火之行乎水者也라 火之爲氣也에 能知覺運動하며 呼吸笑語하며 榮光肌膚하며 衛捍風寒하야 周流一身에 無所不在하니 有是則生하고 無是則死니라

心은 火의 主라 故로 君火라하고 腎은 相火라함은 이가 별다른 火가 아니라 이에 이 火가 (心火) 水에 (腎水) 行한 것이라 火의 氣됨이 能히 知覺과 運動하며 呼吸과 笑語하며 肌膚를 榮光케하며 風寒을 호위하여 막아서 一身에 돌아다녀 있지 않은

곳이없나니이가(火의氣)有하면
生하고이가없으면死하리라

陽主生育하나니 爲春爲晝요 陰知肅殺하나니 爲秋爲夜라 故로 天運도 當以日光으로 明이니라 陽勝則熱하고 陰勝則寒하니 陽之太過에 不能無病이나 汗下卽己요 陰之太過에 病乃大作하니 溫亦難愈라 故로 曰善治者는 治皮毛하고 其次는 治筋脈하고 其次는 治六府하고 其次는 治五藏하나니 治五藏者는 半死半生也라하니라

陽은 生育함을 主로하니 春이며 晝이요 陰은 肅殺함을 知하니 秋이며 夜氣라 故로 天의 運도 마땅히 日光으로 새明하나니라 陽이 勝하면 熱하고 陰이 勝하면 寒하나니 陽이 太過함에 能히 病이 없지아니하나 發汗하든지 下泄시키면 곧나을것이요 陰이 太過하면 病이 이에 크게되니 溫케하여도 또한 愈하기 難한지라 故로 曰잘다스리는이는 皮毛에 病기가 있을때 治하고 그다음은 筋脈에 入할때 治하고 그다음은 六府에 그다음은 五藏을 治하니 五藏을 治하는 이는 半은 死하고 半은 生한다하니라

夫軒岐는神聖也시니論理天人에必ㅣ以陽爲主하니其論虛實에曰邪氣盛則實하고精氣奪則虛라하니邪氣者는風寒也오精氣者는陽氣也니聖人扶抑之意를於此可見矣리라

대저軒袁氏와岐伯은神이며聖人이시니天과人을論理하심에必히陽으로써主를삼으니그虛와實을論하심에曰邪氣가盛하면實(身熱、躁動、脈洪大)하고精氣가빼기면虛(小氣、身寒、靜臥)하다하니邪氣란것은風과寒이요精氣란것은陽氣니聖人의扶抑(扶陽、抑陰)하는意를이에와서可히보리라

降自周漢으로暨于唐宋하히傳受猶在러니至金人河間丹溪之徒ㅣ出則以爲五行은各一이나惟火有二라하야乃曰人之一身에陽常有餘하고陰常不足이라하니滋陰之藥은自幼至老히不可闕也라하고又曰火爲元氣穀氣之賊이라하야一言이唱謬에百口和附하야于以論病에便主助陰하고于以制方에率多殺陽하야求以活人이라가反以殺

人하니 前車旣覆하고 後車不戒하야 莫知能悟하니 吁라 陽道不振이면 關其時運하리니 可勝歎哉아 (注)以는 醫로同

내려서 周와 漢으로부터 唐과 宋에 이르기까지 전해 받음이 오히려 있더니 金國人 劉河間 朱丹溪의 무리가 나서서 五行은 다 한가지나 오직 火는 二가(君火、相火) 있다하야 이에 曰人의 一身에 陽은 항상 남음이 있고 陰은 한상 不足하니 陰을 도을 약은 幼時로부터 老境에 이르기까지 可히 빠뜨리지 못한다하고 又曰火는 元氣와 穀氣의 도적이라하야 一言을 속여 부르짖음에 百口가 和同하여 붙어의 원이 病을 論함에 문득 陰을 도우고 의원이 方文制함에 모두 陽을 殺하야 人을 求하여 살리려다가 도리어 人을 殺하니 前車를 旣히 엎치고 後車를 경계치 아니하야 能히 깨다를 줄 알지 못하니 吁라 陽道가 振(運行)치 아니하면 그 時運이 매여(無変化)지리니 可히 歎息함을 이겨낼까

陽化氣하고 陰成形하니 今夫人之死也에 形體는 未壞而氣息이 先絶하니 此果陽有餘而陰不足者乎아 余故反之曰人之一身에 陽常患不足하고 陰常患有餘하나 助陽之藥은 幼亦可服이오 老尤不可

關也ㅣ니라 陰盛于下하면 陽必推上이라 故로 諸陰之反이 莫不有熱하니 彼不得乎脈而徒憑乎目者하야 便作陽病하니 殊不知寒盛於陽生之後하고 暑盛於陰生之後ㅣ니라

陽은 氣로 化하고 陰은 形을 成하니 이제 人의 死함에 形体는 壞치 아니하고 氣息이 먼저 끊어지니 이가 과연 陽이 有餘하고 陰이 不足함일까 余가 그러므로 反對해 曰 人의 一身에 陽은 항상 不足함을 患하고 陰은 항상 有餘함을 患하니 陽을 助하는 약은 幼時도 또한 可히 服用하고 老하면 더욱 可히 빠뜨릴 수 없느니라 陰이 下焦에서 盛하면 陽은 반드시 上焦로 밀리나니 故로 모든 陰病이 처짐이 熱있는 것만 못하니 彼(劉、朱)脈理는 得치 못하고 한갓 目에만 빙자하여 문득 陽病이라 지으나 오직 寒이 陽生한 後에 盛하고 暑가 陰生한 後에 盛함을 아지 못함이라

彼ㅣ 劉朱之見이 是已나 丹溪는 晚年에 亦多用溫熱하니 此乃覺前日之非者也ㅣ라 後之學醫者ㅣ 不述其晩覺而遂其前非하니 凡行今之書ㅣ 是也ㅣ라 遂使軒岐之澤으로 不被于後世하니 悲夫ㄴ져 欲

學軒岐之道하야 以廣軒岐之澤한댄 盍反乎軒岐之書리요 內經十八卷은 一言以要之曰陽密乃固라하니 豈獨軒岐之書爲然이리요 羲文之經에 亦以扶陽爲主하니 聖賢千萬言이 無非遏惡揚善하니 苟識其理면 奚獨衛生而已哉아

녀ㅣ 劉朱의 見解가 이뿐이나 丹溪는 晩年에 또한 溫熱약을 샹이 用하니 이가 이에 前日의 쓸곳을 깨달은것이라 後에 醫를 배우는 者 그 晩覺함은 따라가지않고 그 前非를 좇으니 무릇 今世에 行하는 늬이 이것이라 遂히 軒岐의 德澤으로 하여금 後世에 입지못하게 하니 悲한제 軒岐의 道를 배우고저 하여서 軒岐의 德澤을 널리고저 할진댄 어찌 軒岐의 書에도오지 아니하리오 內經十八卷을 한번보ㅣ 奧旨란 한번 隱이 詞容해야 이에 因하라 하니 어제을로 軒岐의 는네산그리하리고 然義氏의 經에도 三한 扶陽함으로 爲主로 하니 聖賢의 千萬言이 惡을 막고 善함을 表揚하시 않음이 없으시진실로 그 이지를 알면 어찌 衛生 간 할 따름이리까

氣血論

人生는 何根ㄴ(火)爲之根하니 根何附焉고 水穀이 爲田이라니 水穀이 入胃하니 火乃運用하야 其蒸蒸浮浮ㅣ 出乎肺葉하야 周行乎經隧之外하야 煦溫肌膚하며 衛捍風寒者는 上焦火也니 命曰衛氣오 其腐熟水穀하며 熏蒸津液하야 周行乎經隧之中하야 變成血赤하며 榮光悅澤者는 中焦火也니 命曰榮(營)氣오 其泌別清濁하며 疏通溝瀆하야 出而不內(納)者는 下焦火也ㅣ라

사람이 生함은 어디에 根한고 火가 根이 되니 根은 어디 附한고 水와 穀이 田이 되나니라 水穀이 胃에 入함에 火가 이에 運用에서 그 찌고 찌고 뜨고 뜨는 것이 肺葉으로 나가서 두루 經絡의 길가로 行하야 肌膚를 쪄서 溫하며 風寒을 호위하는 者는 上焦火니 命名해 曰衛氣요 그 水穀을 썩히고 익히며 津液을 蒸蒸해서 經隧의 中으로 周行해서 變하여 血赤을 成하며 榮光나고 미끈미끈한 者 中焦의 火니 命曰榮氣요 그 清(小便) 濁(大便)을 걸러 분별하며 溝瀆을 疏通하야 내치고 들이지 아니하는 者는 下焦의 火이라

陰陽交而上下和하고 氣血通而表裏正하니 苟能愼起居節嗜欲하면 精神內守하니 病安從來리오 若夫起居不愼則風寒이 客入하나니 寒客皮膚하면 陽氣內拒하야 鬱而成熱이니 留而不去하면 經脈이 受寒하고 經脈이 受寒則血凝泣澁血凝泣則脈絀急하야 於是에 爲痺爲痛하며 爲攣爲厥하고 寒客六府則飱泄腹痛하고 寒客五藏則九竅不通하야 命將去矣라리 (注) 九竅는 耳二、目二、鼻二、口一、大小便孔合九

陰陽이 交함으로 上下가 和하고 氣血이 通함으로 表裏가 正하니 진실로 能히 起居를 삼가하고 嗜欲을 조절하면 精神이 內에 守한다니 病이 어디로 좇아 오리요 만약 起居로 不愼하면 風寒이 入하야 들 것이니 寒이 皮膚에 붙으면 陽氣가 內에 拒하야 鬱하여 熱을 成할 것이니 머물고 머나지 아니하면 經脈이 寒氣를 받고 經脈이 寒氣를 받으면 血이 엉켜 꺼럽고 血이 엉켜 꺼러우면 脈이 굽어저 急하여저서 이에 저리기도 아리기도 하며 당기기도 뻗질이기도 하고 寒氣가 六府에 붙으면 설사가 나면서 배가 아프고 寒氣가 五藏에 붙으면 九竅가 通치 못하야 목숨이 장차 去하리라

且夫喜怒不節하며嗜慾無度則相火ㅣ反升하고相火反升則陰反下하고陰反下ㅣ則風寒이從하고風寒이從則水飲이畜하고水飲이畜則火乃欝結하야於是에爲痞爲積하며爲嗽爲嘔하야變成他病하니此ㅣ兩者는病之所由生而風實主之라故로風者는百病之長也ㅣ라하니라風之爲病에傻生寒熱하니熱者는標也오寒者는本也라ㅣ故로曰能知標本이면萬擧萬當하고不知標本을是謂妄行이라하니라

또한대저喜함과慾함을절도잇게못하며嗜慾(行房)度가無히견相火(心包絡)가反升하고相火가反升하면陰이도리어내리고陰이도로내리면風과寒이좇아侵入하고風과寒이좇으면水飲이고이고水飲이고이면火가이에차여맺혀서가때에터부룩하고積病이되며咳嗽와嘔吐가나서变하여他病을이루니이두자가病이붙어生하는바요實로風이주장함이라故로曰風者는百病의長이라하니라風의病됨이믄득寒熱이生하니熱은標요寒은本이라(標本論은二卷百病總括篇에有함)故로曰能히標本을알면萬번을에萬번맞고標本을알지못함을이를이로되망녕되이行함이라하니라

夫氣者는 醇乎陽者也오 血者는 陰從陽化者也오 津液者는 陰陽融和者也오 飲者는 陰未從陽者也오 風者는 陽變爲陰者也ㅣ라 經엔 曰心主血이어니와 今엔 曰血爲陰이라하고 經엔 曰風寒이어니와 今엔 曰風熱이라하고 古人은 謂飲爲水라하나 今人은 謂痰爲火라하야 至謂濕生熱하고 熱生風이라하고 氣血風水에 槩用苦寒하야 反經害人에 罔有其極하니 噫嘻哀哉라

대저 氣는 순전한 陽이오 血은 陰이 陽을 좇아 化하는 것이오 津液은 陰과 陽이 融和된 것이오 飲은 陰이 陽에 좇지 못한 것이오 風은 陽이 변하여 陰이 되는 것이라 經엔 曰 心이 血을 主한다 하였으나 今엔 血이 陰이 된다 하고 經엔 曰 風은 寒하다 하나 今엔 曰 風은 熱이라 하고 古人은 이르되 飲은 水가 된다 하나 今人은 痰이 火가 된다 하야 濕이 熱을 生하고 熱이 風을 生한다 하고 氣와 血과 風과 水病에 대개로 苦寒藥을 用하야 경락을 뒤치고 人을 害함에 이만 그까짓 것 함이 없을 수 없으니 슯히 탄식하리라

陰凝於陽하면必戰이니易에曰龍戰于野게其血이玄黃이라하니龍者

는陰之變陽者也오血者는陰從陽化者也ㅣ라故로陽之戰陰을

以龍與血로象之하니觀於此則氣血之理는可次矣리라古之善衛

生者는唯善保眞火而已니能保眞火하면氣血이和平하고筋骨이

堅強하고耳目이聰明하야長有天命하리라

陰이陽에엉기면必히싸우나니易에曰龍이野에서戰하면其血이玄하고黃하다하니龍은陰의陽으로變한者이요血은陰으로쫓아陽으로化하는者라故로陽의陰과싸움을龍과다뭇血로새얼굴하니여기서보면氣와血의이치를可히미루어알지라옛적衛生을잘하는이는오직眞火를잘보존할따름이니能히眞火를잘보존하면氣血이和平해지고筋骨이堅強해지고耳目이聰明해서길이天命이有하리라

腎有兩藏辨

天有五行하야各一其位하고人有五藏하야各一其氣라ㅣ니難經에云

腎有兩者는 非皆腎也ㅣ라 左爲腎水요 右爲命門火ㅣ라하니 此言이

爽理其眞越人之言乎아 夫腎者는 北方水藏也니 天無北方火

어늘 人身에 豈獨有腎藏火乎아 命門者는 心包絡也니 其位는 膻

中이오 其府는 三焦요 其經은 手厥陰이요 其官은 臣使라 故로 命曰

相火라 相火之行에 四藏百體ㅣ 莫不受命하니 脾得之而化穀하고

肺ㅣ得之而宣衛하고 肝得之而榮筋하고 腎得之而生精하니 水得火

則精生하고 水勝火則精亾하고 天地交而化生하고 日月感而明生하니

其致一也ㅣ라

天에 五行이 有하야 各各其位를 하나씩하고 人에 五藏이 有하야 各々其氣를 하나씩하니라 難經에 이르대 腎이 兩者가 有함은 다 腎이 아니라 左는 腎水가 되고 右는 命門의 火라하니 이말이 곧 眞越人의 말이 맞을까 대저 腎은 北方의 水藏이니 天에 北方火가 없거늘 人身에 어찌 홀로 腎藏火가 有하랴 命門은 心包絡이니 그 位는 膻中이고 그 府는 三焦고 그 經은

手厥陰이고 그 官은 臣使라 故로 命해가로대 相火라 相火의
行함에 四藏(心은 除外)과 온몸이 命을 받지 아니함이 없으니
脾가 얻어 곡식을 消化하고 肺가 얻어 宣布하며 호위하고 肝
이 얻어 筋을 榮하게 하고 腎이 얻어 精氣를 生하니 水가 火를
得하면 精이 生하고 水가 火를 勝하면 精이 亡하고 天地가 升
降氣로서 化生하고 日月이 相感(望照)하여 明生하니 그 理致
는 一般이라

今之醫者ㅣ 以水爲生하고 以火爲病이라하야 認主爲賊하야 殺人靡悟
하니 原其由는 皆ㅣ 右腎火一言之謬也ㅣ라 然이나 有ㅣ 腎有兩者는
何也오 曰腎者는 冬藏이니 於時에 成始成終하며 於志에 爲是爲非
하며 於藏에 右以納之하고 左以泄之하니 腎之有兩이 以此요 非以彼
니라

지금의 의원이 水로서 生하고 火로써 病이 된다해서 主人을
도적으로 알아서 殺人하고도 悔悟할줄 모르니 그 所由의 根
本은 다 右腎은 火라한 一言의 속임이라 그러나 腎이 둘이 있
게 된 것은 무엇인고 曰 腎은 冬節의 藏이니 때로는 始作함과

終末이되며뜻에는옳은것도그릇된것이되며藏에는右는納入하고(心火를受納)左는泄出하니(水分을排出)腎의들이消합이이로써요저로써는아니니라

(脈解注下解省略)

內經素問附說終

22. 醫方新鑑

📖 서지 사항

1913년에 한병련(韓秉璉)이 상·중·하 삼권으로 편찬하였으며, 그의 아들 석원(錫元)이 교정하여 1915년에 匯東書館에서 간행하였다. 한병련은 『동의보감(東醫寶鑑)』, 『의종손익(醫宗損益)』, 『방약합편(方藥合編)』 등 30여 권의 의학 서적을 참고하고 자신의 임상 경험에 기초하여 이 책을 만들었다. 책의 편제는 각 문마다 의론(醫論)을 언급하고 처방을 붙였으며, 단방(單方)까지 제시하였다. 또한 해부학과 위생학을 수용하여 한의학과 서양의학을 절충한 노력의 결과로 당시 동서의학을 비교할 수 있다. 부록으로 본초약성(本草藥性)을 수록하였는데, 우리나라에서 나는 약재 271종과 다른 나라에서 나는 약재 110종 등 모두 381종의 약재에 대한 성미, 포제, 배합 금기, 산지, 주치, 효능, 용법 등이 망라되어 있다.

✍ 관련 연구

김단희. 韓秉璉의 『醫方新鑑』에 대한 硏究. 경희대학교 석사학위논문. 2009.

김단희, 김남일. 『醫方新鑑』에 나타난 韓秉璉 의학사상. 韓國醫史學會誌 22(1). 2009.

김단희 외 3인. 韓秉璉의 『醫方新鑑』과 일제강점기 전염병에 대한 인식. 한국한의학연구원 논문집 14(3). 2008.

序

往在癸未, 先君通判咸州, 咸古稱雄府, 俗尙文, 人多異材, 余覲于咸時, 以從州人遊新塢韓君秉璉, 其萃而與余甚懽, 自是韓君, 遊京師, 亦舘于余相知甚悉, 韓君目熒熒讀書, 聲郎然與人談論, 若瓴建而竹剖也, 意其必成就事業, 然時士以科第進, 韓君俯首作功令, 見稱於場屋, 亦不得志無何而科制廢, 有以郎署, 辟不屑就, 無資又不能歸而余南竄遂阻焉. 歲十餘周而宥還卽日, 韓君欣然來見, 始謂其必窮且老矣, 審之貌粹而澤, 髭髮勝昔, 余喜且恠[1]之, 問子其有所得乎, 韓君曰, 其後實職爲筮而奉公餘暇, 但讀醫書, 今作韓伯休耳, 數日而過其肆, 肆於市闤中, 請診者門塡而室隘, 韓君左圖右書, 前刀圭端坐, 其中, 命二童子及事務員二人應之而已, 翌日又過之, 昨診者, 皆來謝有喜色, 余又恠之, 曰余觀醫學人多矣, 或世其業, 或終身專治之, 罕其能者, 子讀經史, 騖功令而奚從而學醫, 若是神也, 其有術乎, 韓君曰, 無他, 讀醫書精耳, 乃出示一書曰, 凡學醫者, 其書同, 其藥同, 而其診病投藥之不同者, 皆讀之不精, 不究其妙, 或强解, 或誤解, 爲是之憂, 爲此書, 部類焉簡而該, 辭理焉暢而易, 俾讀者, 無微奧難究之病, 而名之曰醫方新鑑, 將刊而印矣, 請爲序之, 余閱未卒而以見驗於韓君者, 固知是書之爲生靈益也, 而誠爲濟世之慈航, 衛生之丹訣耳. 且知士之一藝一能, 非讀書者, 無以得諸己而信諸人, 而有補於斯民也.

大正三年[2]三月十五日 茂亭居士 鄭萬朝序

---

1) 恠: 怪의 俗字.

2) 大正三年: 1914년에 해당함.

自序

嘗聞天以保民之責，責之聖人，而聖人以保民之敎，敎之萬世，惟天與聖人，壹是以保民爲心，而其保而全之者，醫藥居先，盖其衛生濟夭，非此莫可也，故自神農黃帝，始著以經，嗣後諸家，或演或詁，而不捨其法，雖嬴氏焚坑之慘，迢然獨免者，以其萬萬生靈之命之所繫，其重如此也，降之今日，百家千言，日附月增，而又西洋醫藥，更加神妙，其術與漢方所傳，頗有異同，而苟究其源，則同是一理，爲醫者，亦不得不硏其義也，於是醫學，不翅五車，讀者，病其不勝書焉，且其中有宜於古而不宜於今，適於西而不適於東者，或因氣候之隨時而不同，或因藥性之隨地而有變，余乃不揆僭妄，歷代醫方，精硏細究，加以身親經驗者，乃著一書三卷，名曰醫方新鑑．抄要古人之成法，而爲近日適中之新方也，非敢自以謂必用之書，覽者，庶或有融會焉耳．

大正二年[3] 十月九日陰癸丑重陽 著述者題于廣成醫院

鍼灸[4]

古謂醫者，必通三世之書而爲醫，其一黃帝鍼灸，其二神農本草，其三岐伯脈訣是也．通玄指要賦云張氏類經附翼四卷，夫治病之法，有鍼灸有藥餌，必欲治病，莫如用鍼．愚謂鍼爲救急之治，藥爲幽遠之力故，遐鄕僻村，雖有醫而最難急求之物，卽藥也，至於大都會處，皆稱有藥而其材品，或缺乏，或未精而時當煎餌則未能爲治病故，爲先用鍼而灸卽鍼藥未及處，點穴灸之，爲要．

---

3) 大正二年: 대정(大正)은 일본에서 1912년부터 1925년까지 사용하던 연호로, 大正 二年은 1913에 해당함.

4) 『醫方新鑑』卷下에 나옴.

O 鍼刺論. 內經曰, 帝問刺要, 岐伯對曰, 病有浮沈, 刺有淺深, 各至其理, 無過其道, 過之則內傷, 不及則生外壅, 壅則邪從之. 淺深不得, 反爲大賊, 內動五臟, 徒生大病. 故曰, 病有在毫毛腠理者, 有在皮膚者, 有在肌肉與筋者[5]. 又問曰, 願聞刺淺深之分. 對曰, 刺骨無傷筋者, 鍼至筋而去, 不及骨也, 刺筋無傷肉者, 至肉而去, 不及筋也, 刺肉無傷脉者, 至脈而去, 不及肉也, 刺脉無傷皮者, 至皮而, 去不及脉也. 所謂刺皮無傷肉者, 病在皮中, 鍼入皮中, 無傷肉也, 刺肉無傷筋者, 過肉中筋也, 刺筋無傷骨者, 過筋中骨也, 此謂之反也[6].

O 四時刺法. 春氣在經脉, 夏氣在孫絡, 長夏氣在肌肉, 秋氣在皮膚, 冬氣在骨髓中. 是故邪氣者, 常隨四時之氣血而入客也, 必從其經氣, 辟除其邪, 則亂氣不生, 反之則生亂氣, 相淫併焉[7].

O 鍼刺淺深法. 靈樞曰[8], 足陽明, 刺深六分, 留十呼, 足太陽, 刺深五分, 留七呼, 足少陽, 刺深四分, 留五呼, 足太陰, 刺深三分, 留四呼, 足少陽, 刺深二分, 留三呼, 足厥陰, 刺深一分, 留二呼. 手之陰陽, 其受氣之道近, 其氣之來疾, 其刺深者, 皆無過二分, 其留皆無過一呼.

---

5) 『소문(素問) · 자요론(刺要論)』에 나옴.

6) 『소문(素問) · 자제론(刺齊論)』에 나옴.

7) 『소문(素問) · 사시자역종론(四時刺逆從論)』에 나옴.

8) 『영추(靈樞) · 경수(經水)』에 나옴.

醫方新鑑序

往在癸未、先君通判咸州、咸、古稱雄府、俗尙文、人多異材、余、覲于咸時、以從州人遊新塢韓君、秉璉、其萃而與余甚懽、自是韓君、遊京師、亦館于余相知甚悉、韓君、目熒熒讀書、聲朗然與人談論、若瓴建而竹剖也、意其必成就事業、然時士以科第進、韓君俯首作功令、見稱於場屋、亦不得志無何而科制癈、有以郞醫、辟不屑就、無資又不能歸而余南竄遂阻焉歲十餘周而宥還、即日、韓君欣然來見、始謂其必窮且老、矣審之、貌粹而澤、鬚髮勝昔、余喜且恠之、問子其有所得乎、韓君曰、其後宦職爲筮而奉公餘暇、但讀醫書、今作韓伯休耳、數日而過其肆、肆於市闤中、請診者門塡而室隘、韓君、左圖右書、前刀圭端坐、其中、命二童子及事務員二人應之而已、翌日又過之、咋診者、皆來謝有喜色、余又恠之曰余觀醫學人、多矣、或世其業、或終身專治之、罕其能者、子讀經史、鶩功令而奚從而學醫、若是神也、其有術乎、韓君曰、無他、讀醫書精耳、乃出示一書曰凡學醫者、其書同其藥同、而其診病投藥之不同者、皆讀之不、精、不究其妙、或强解、或誤解爲是之憂、爲此書、部類焉箇而該辭理焉暢而易、俾讀者、無微奧難究之病而名之曰醫方新鑑、將刋而印矣、請爲序之、余閱未卒而以見驗於韓君者、固知是書之爲生靈益也而誠爲濟世之慈航、衛生之丹訣耳、且知士之一藝一能、非讀書者、無以得諸己而信諸人而有補於斯民也

大正三年三月十五日

茂亭居士　鄭萬朝　序

自序

嘗聞天、以保民之責、責之聖人而聖人、以保民之敎、敎之萬世、惟天與聖人、豈是以保民爲心而其保而全之者、醫藥居先、盖其衛生濟夭、非此、莫可也、故、自神農黃帝、始著以經、嗣後諸家、或演或詁而不捨其法、雖嬴氏焚坑之慘、迢然獨免者、以其萬萬生靈之命之所繫其重、如此也、降之今日、百家千言、日附月增而又西洋醫藥、更加神妙、其術與漢方所傳、頗有異同而苟究其源則同是一理、爲醫者、亦不得不硏其義也、於是醫學、不翅五車、讀者、病其不勝書焉、且其中、有宜於古而不宜於今、適於西而不適於東者、或因氣候之隨時而不同、或因藥性之隨地而有變、余乃不揆

僭妄、歷代醫方、精研細究、加以身親經驗者、乃著一書三卷、名曰醫方新鑑、抄要古人之成法而爲近日適中之新方也、非敢自以謂必用之書、覽者庶或有融會焉耳

大正二年十月九日

陰癸丑重陽　著述者題于廣成醫院

醫方新鑑卷之上目錄

腎癎湯、其症面黑目視、振不動、口吐涎沫、形如尸厥、爲腎癎、獨活、麻黃、川芎、大黃、甘草各六分、干一、煎服觀症加減用、又三癎、風癎、驚癎、食癎也、風邪所傷名風癎、屈指如數、熱生痰、踈風然後淸熱痰、定神定搐散、風癎見肝癎、○因驚發者名驚癎、駭怖叫啼恍惚爲驚、治驚然後淸三焦、去熱化痰牛黃抱龍丸、食時遇驚名食癎、大便酸臭停乳食、先寒後熱或痞結、消積安驚紫霜丸

鍼灸

古謂醫者、必通三世之書而爲醫、其一黃帝鍼灸、其二神農本草、其三岐伯脉訣是也、通玄指要賦云、張氏類經附翼四卷 夫治病之法、有鍼灸有藥餌、必欲治病、莫如用鍼、愚謂鍼爲救急之治、藥爲幽遠之力故、遐鄕僻村、雖有醫而最難急求之物、即藥也、至於大都會處、皆稱有藥而其材品、或缺乏、或未精而時當煎餌則未能爲治病故 爲先用鍼而、灸即鍼藥未及處、點穴灸之、爲要

○鍼刺論、內經曰帝問刺要、岐伯對曰病有浮沈、刺有淺深、各至其理、無過其道、過之則內傷、不及則生外壅、壅則邪從之淺深不得、反爲大賊、內動五臟、徙生大病故、曰病有在毫毛腠理者 有在皮膚者、有在肌肉與筋者、又問曰願聞刺淺深之分、對曰刺骨無傷筋者、鍼至筋而去不及骨也、刺筋無傷肉者、至肉而去不及筋也、刺

肉無傷脉者、至脉而去不及肉也、刺脉無傷皮者、至皮而去不及脉也、所謂刺皮無傷肉者、病在皮中、鍼入皮中、無傷肉也、刺肉、無傷筋者、過肉中筋也 刺筋、無傷骨者、過筋中骨也、此謂之反也

○四時鍼法、春氣在經脉、夏氣在孫絡、長夏、氣在肌肉 秋、氣在皮膚、冬、氣在骨髓中、是故邪氣者、常隨四時之氣血而入客也、必從其經氣、辟除其邪則亂氣、不生、反之則生亂氣、相淫併焉

○鍼刺淺深法、靈樞曰足陽明、刺深六分、留十呼、足太陽、刺深五分、留七呼、足少陽、刺深四分、留五呼、足太陰、刺深三分、留四呼、足少陽、刺深二分、留三呼、足厥陰、刺深一分、留二呼、手之陰陽、其受氣之道、近、其氣之來、疾、其刺深者、皆無過二分、其留皆無過一呼

○點穴法 凡點穴時、須得身體平直、四肢無令拳縮、坐點無令俛仰、立點無令傾側、若孔穴不正則徒燒肌肉、虛忍痛楚、無益於事、凡點穴坐點則坐灸、立點則立灸、臥點則臥灸、坐立皆宜、端直若一動則不得眞穴

○明堂圖本 二張附此 ○量分寸尺、取病人男左女右、中指、第二節內、度兩橫紋相去、爲一寸、應取穴及作炷分寸、幷依此法、是爲同身一寸、療病多愈、今以爲準

23. 東醫壽世保元

📖 서지 사항

朝鮮 高宗 31年(1894)에 동무 이제마(東武 李濟馬)가 저술한 책으로 모두 4卷 2冊으로 되어 있다. 李濟馬는 고종 30년에 이 책의 저술에 착수하여 『동의수세보원(東醫壽世保元)』 上下 3卷을 완성, 사상학설(四象學說)을 제창하였다. 그는 고향인 함흥(咸興)에서 醫業에 종사하면서 光武 4年(1900)에 다시 이 책에 「성명론(性命論)」부터 「태음인론(太陰人論)」까지를 增冊하였으나, 太陽人 이하의 3篇을 미처 끝내지 못하고 사망하였다. 그다음 해인 光武 5年(1901) 6월 咸興郡栗洞契에서 그의 문하생인 김영관(金永寬), 한목연(韓穆淵), 송현수(宋賢秀), 한창연(韓昌淵), 최겸용(崔謙鏞), 위준혁(魏俊赫), 이섭항(李燮恒) 등에 의하여 간행되었다. 내용은 「성명론(性命論)」, 「사단론(四端論)」, 「확충론(擴充論)」, 「장부론(臟腑論)」, 「의원론(醫源論)」, 「광제론(廣濟論)」, 「사상인변증론(四象人辨證論)」 등 7편으로 나누어져 있다.

✍ 관련 연구

강미정 외 3인. 朱肱의 의학사상과 李濟馬의 醫源論. 한국한의학연구원논문집 17(3). 2011.

김선민, 송일병. 『東醫壽世保元四象草本卷』에서의 養生에 關한 考察. 사상의학회지 12(1). 2000.

김종원, 고병희, 송일병. 四象醫學의 臟腑論에 對한 考察. 사상의학회지 2(1). 1990.

박성식. 東武의 家系와 生涯. 사상의학회지 8(1). 1996.

박성식, 송일병. 四象醫學의 醫學的 淵源과 李濟馬 醫學思想에 관한 研究. 사상의학회지 5(1). 1993.

박수현 외 3인. 『東醫壽世保元』 引用文 研究에 적용할 수 있는 方法論에 관한 考察(1). 대한한의학원전학회지 25(1). 2012.

박수현 외 3인. 『東醫壽世保元』 引用文 研究에 적용할 수 있는 方法論에 관한 考察(2). 대한한의학원전학회지 26(4). 2013.

손덕칭. 『東醫壽世保元』과 『傷寒論』의 聯關性에 關한 研究: 傷寒六經을 中心으로. 대전대학교 석사학위논문. 2006.

송기율. 사상의학의 철학적 배경으로서의 오행론 검토: 한동석의 견해를 중심으로. 사상의학회지 7(1). 1995.

송일병, 홍석철. 『東醫壽世保元』의 四焦說에 對한 考察. 사상의학회지 6(1). 1994.

송정모. 四象醫學의 原理와 哲學的 背景에 대한 考察. 사상의학회지 4(1). 1992.

이경성. 甲午本 『東醫壽世保元』의 체계에 대한 고찰. 한국한의학연구원논문집 6(1). 2000.

이경애, 박성식, 이원철. 『東醫壽世保元』 臟腑論에 대한 考察. 동국한의학연구소논문집 4. 1995.

이광영. 傷寒論과 四象醫學의 病機에 대한 比較研究: 東醫壽世保元 病證論을 中心으로. 경희대학교 박사학위논문. 1998.

이수경. 『東醫壽世保元』 太少陰陽人의 『病證論』에 관한 研究. 경희대학교 박사학위논문. 2000.

이수경, 고병희, 송일병. 『東醫壽世保元』의 文獻的 資料에 근거한 太陰人 病證에 대한 考察. 사상의학회지 7(1). 1995.

이수경, 고병희, 송일병. 四象醫學의 형성과정에 관한 문헌적 고찰. 사상의학회지 10(1). 1998.

이수경, 송일병. 『東醫壽世保元四象草本卷』의 書誌學的 硏究. 사상의학회지 11(1). 1999.

이승윤. 『東醫壽世保元』新定方을 중심으로 한 『東醫四象新編』에 대한 연구. 동국대학교 석사학위논문. 2010.

이항재, 최승훈. 四象醫學과 證治醫學의 比較 硏究. 사상의학회지 9(2). 1997.

장우창. 『東醫壽世保元』의 三陰三陽 認識. 大韓韓醫學原典學會誌 23(1). 2010.

정병희. 東武 李濟馬의 養生思想에 관한 硏究. 원광대학교 동양학대학원 석사학위논문. 2003.

정복철. 조선조 의학 텍스트의 정치사상적 함의: 『동의보감』과 『동의수세보원』을 중심으로. 大韓韓醫學原典學會誌 23(1). 2010.

정용재. 사상의학과 8체질론의 비교 연구. 동국대학교 박사학위논문. 2012.

허훈. 東武 李濟馬의 心性論 硏究. 성균관대학교 박사학위논문. 2008.

홍성범, 김경요, 홍순용. 『東醫壽世保元』 醫源論을 中心으로 醫學史에 관한 硏究. 사상의학회지 4(1). 1992.

序文

觀夫天地人理, 惟一生氣之化機, 而謂其養生之化源曰元也, 謂其立德而保元者曰道也, 合而名之曰太極, 分而名之曰三極, 太極生兩儀, 兩儀生四象, 三極大同之理氣也, 所以天行四時, 地定四方, 人殊四象, 而各有消長盈虛之理, 化成應變, 萬殊之氣, 究其保養生惟之道德, 則唯一之元, 故謂之萬殊一理也, 是以兩儀三極四象五行之性雖殊, 而其養生一元之理則一也, 以其用之所分性理而論, 則四象之人, 心從殊喜怒哀樂四偏之感情, 竟爲五行之賊, 故臟腑之病根所殊也, 以其體之所合生元而論, 則一理之太極, 專係保養優劣二道之修功, 終成三極之級, 故氣形之治法大同也. 人能誠正中和其性情, 則無論四象之人, 而不啻無病, 乃亨壽福富貴, 而名與天齊, 故謂其心曰心天, 而心神曰天君也. 聖人立極之道德, 所以謂治心之良醫也, 不能誠正中和其性情者, 其四偏所感之百病莫不本乎四象, 而竟致六極之禍, 然病人則旣昧治病大要, 是治心之道, 而治病之醫則又不知病本乎四象, 故釀成古今天下之慘禍, 而無不束手歸咎於命, 此乃東武李公濟馬氏之所深憂懼, 而著此書之大旨也, 噫, 十三經傳之聖賢道德, 非不嵬嵬[1], 而終難救其不能治心者之病矣. 上自炎軒[2], 下至壽三世醫藥之道與術, 非不高明, 而至於四象人病之不可以一方通治者明矣, 豈非古今聖賢之所遺憾者哉. 槩東醫壽世保元之書, 則其立言雖簡, 而治心治病之大要, 兼以易知, 則究其功澤于世者, 豈止於十三經及炎軒三世之書而已哉. 先生以聖智之資, 生於東國季世, 而老竟不遇, 不能行聖人之大道, 故其公世之功澤, 雖止于此書, 而若使天下之人人, 一遵此訓, 則亦可以立, 將來人極于萬億年, 而永享无量大康福矣. 讀此書者, 愼莫但謂東醫之術書, 而錯認先生, 是眞治病之東醫, 精究大康之道于書中, 則可覺天國不在於別處矣. 先

1) 嵬嵬: 산이 높고 험난한 모양. 여기서는 성인의 경지가 너무 높아서 감히 오르기 험난함을 비유한 말로 쓰임.

2) 炎軒: 炎帝 神農氏와 黃帝 軒轅氏를 말함.

生沒於舊韓光武四年庚子[3]，而其翌歲[4]門人諸氏，爲明先生公世之明德，而始刊此書，間復重板，而永讀者益衆，則是書之將普及于環球，不俟智者而可測挽，近京城小安洞普及書館主金容俊氏，素以婆心，深慨[5]此書之不能多刊，而不能廣先生之功澤，不顧刊費之浩大，而旣始刊後，謂余嘗受薰陶[6]之澤於先生之門，而要余檢正，及序其事，余以何人，徒處蔑學，而敢辭哉，非不知筆[7]之僭妄，而爲述先生之遺志耳，惟希 僉君子之厚恕焉.

甲寅[8]上元月 日 誠堂韓敎淵序

醫源論

書曰，若藥不瞑眩，厥疾不瘳，商高宗時，已有瞑眩藥驗，而高宗至於稱歎，則醫藥經驗，其來已久，於神農黃帝之時，其說可信於眞也，而本草素問，出於神農黃帝之手，其說不可信於眞也，何以言之，神農黃帝之時，文字應無，後世文字，澆漓例法故也，衰周秦漢以來，扁鵲有名，而張仲景，具備得之，始爲成家著書，醫道始興，張仲景以後，南北朝隋唐醫繼之，而至于宋朱肱，具備得之，著活人書，醫道中興，朱肱以後，元醫李杲，王好古，朱震亨，危亦林繼之，而至于明李梴，龔信，具備得之，許浚，具備傳之，著東醫寶鑑，醫道復興，盖自神農黃帝以後，秦漢以前，病證藥理，張仲景傳之，魏晋以後，隋唐以前，病

---

3) 舊韓光武四年庚子: 1900년에 해당함.

4) 翌歲: 이듬해.

5) 慨: 漢籍本에는 慨로 되어 있음.

6) 薰陶: 教化하고 訓育하는 것을 말함.

7) 筆: 漢籍本에는 筆로 되어 있음.

8) 甲寅: 大正 三年으로, 대정(大正)은 일본에서 1912년부터 1925년까지 사용하던 연호이며, 大正 三年은 1914에 해당함.

證藥理，朱肱傳之，宋元以後，明以前，病證藥理，李梴，龔信，許浚傳之，若以醫家勤勞功業論之，則當以張仲景，朱肱，許浚爲首，而李梴龔信次之.

O 本草，自神農黃帝以來，數千年世間，流來經驗，而神農時有本草，殷時有湯液本草，唐時有孟詵食療本草，陳藏器本草拾遺，宋時有龐安常本草補遺，日華子本草，元時有王好古湯液本草.

O 少陰人病證藥理，張仲景庶幾乎昭詳發明，而宋元明諸醫，盡乎昭詳發明，少陽人病證藥理，張仲景半乎昭詳發明，而宋元明諸醫，庶幾乎昭詳發明，太陰人病證藥理，張仲景略得影子，而宋元明諸醫，太半乎昭詳發明，太陽人病證藥理，朱震亨略得影子，而本草略有藥理.

O 余生於醫藥經驗五六千載後，因前人之述，偶得四象人臟腑性理，著得一書，名曰壽世保元，原書中，張仲景所論太陽病，少陽病，陽明病，太陰病，少陰病，厥病陰[9]以病證名目而論之也. 余所論太陽人，少陽人，太陰人，少陰人，以人物名目而論之也. 二者不可混看，又不可厭煩，然後可以探其根株，而採其枝葉也，若夫脉法者，執證之一端也，其理在於浮沈遲數，而不必究其奇妙之致也，三陰三陽者，辨證之同異也，其理在於腹背表裡，而不必求其經絡之變也.

O 古人以六經陰陽論病，故張仲景著傷寒論，亦以六經陰陽該病證，而以頭痛身疼，發熱惡寒，脉浮者，謂之太陽病證，以口苦咽乾，目眩，耳聾，胸脇滿，寒熱往來，頭痛發熱，脉弦細者，謂之少陽病證，以不惡寒，反惡熱，汗自出，大便秘者，謂之陽明病證，以腹滿時痛，口不燥，心不煩，而自利者，謂之太陰病證，以脉微細，但欲寐，口燥心煩，而自利者，謂之少陰病證，以初無腹痛自利等證，而傷寒六七日，脈微緩，手足厥冷，舌卷囊縮者，謂之厥陰病證. 六條病證中，三陰病證，皆少陰人病證也，少陽病證，卽少陽人病證也，太陽病證，陽明病證，則少陽人，少陰人，太陰人病證，均有之，而少陰人病證，居多

9) 厥病陰: 厥陰病이라야 마땅함.

也, 古昔以來, 醫藥法方, 流行世間, 經歷累驗者, 仲景採摭[10], 而著述之, 盖古之醫師, 不知心之愛惡所欲, 喜怒哀樂, 偏着者爲病, 而但知脾胃水穀, 風寒暑濕, 觸犯者爲病, 故其論病論藥全局, 都自少陰人脾胃水穀中出來, 而少陽人胃熱證藥, 間或有焉, 至於太陰人太陽人病情, 則全味也. ….

10) 採摭: 뽑아서 가려냄.

東醫壽世保元序

覌夫天地人理惟一生氣之化機而謂其養生之化源曰元
也謂其立德而保元者曰道也合而名之曰太極分而名之
曰三極太極生兩儀〻〻生四象三極大同之理氣也所以
天行四時地定四方人殊四象而各有消長盈虛之理化成
應變萬殊之氣究其保養生性之道德則唯一之元故謂之
萬殊一理也是以兩儀三極四象五行之性雖殊而其養生
一元之理則一也以其用之所合性理而論則四象之人心
從殊喜怒哀樂四偏之感情竟爲五行之賊故臟腑之病根
所殊也以其體之所合生元而論則一理之太極尊保保養
優劣二道之修功終成三極之級故氣形之治法大同也人
能誠正中和其性情則無論四象之人而不啻無病乃享壽
福富貴而名與天齊故謂其心曰心天而心神曰天君也聖

人立極之道德所以謂治心之良醫也不能誠正中和其性情若其四偏所感之百病莫不本乎四象而竟治六極之禍然病人則既昧治病大要是治心之道而治病之醫則又不知病本乎四象故釀成古今天下之慘禍而無不束手歸咎於命此乃東武李公濟馬氏之所深憂懼而著此書之大旨也噫十三經傳之聖賢道德非不黽黽而終難救其不能治心者之病矣上自羲軒下至壽三世醫藥之道與術非不高明而至於四象人病之不可以一方通治若明矣豈非古今聖賢之所遺憾者哉歟東醫壽世保元之書則其立言雖簡而治心治病之大要兼以易知則究其功澤于世者豈止於十三經及羲軒三世之書而已哉先生以聖智之姿生於東國季世而老竟不遇不能行聖人之大道故其公世之功澤雖止于此書而若使天下之人人一遵此訓則亦可以立將

來人極于萬億年而永享无量大康福矣讀此書者愼毋徒謂東醫之術書而錯認先生是眞治病之東醫精究大康之道于書中則可覓天國不在於別處矣先生沒於舊韓光武四年庚子而其翌歲門人諸氏爲明先生公世之明德而始刊此書間復重板而求讀者益衆則是書之將普及于環球不俟智而者可測挽近京城小安洞普及書館主金容俊氏素以婆心深悶此書之不能多刊而不能廣先生之功澤不顧刊費之浩大而旣始刊役謂余嘗受薰陶之澤於先生之門而要余檢正及序其事余以何人徒処淺學而敢辭然非不知筆之惜矣而爲述先生之遺志耳 惟希 僉君子之厚恕焉

甲寅上元月 日 誠堂韓敬淵 序

東醫壽世保元卷之二

醫源論

書曰若藥不瞑眩厥疾不瘳商高宗時已有瞑眩藥驗而高
宗至於稱歎則醫藥經驗其來已久於神農黃帝之時其說
可信於真也而本草素問出於神農黃帝之手其說不可信
於真也何以言之神農黃帝之時文字應無後世文字澆漓
例法故也衰周秦漢以來扁鵲有名而張仲景具備得之始
爲成家著書醫道始興張仲景以後南北朝隋唐醫繼之而
至于宋朱肱具備得之著活人書醫道中興朱肱以後元醫
李杲王好古朱震亨危亦林繼之而至于明李梴龔信具備
得之許浚具備傳之著東醫寶鑑醫道復興盖自神農黃帝
以後秦漢以前病證藥理張仲景傳之魏晋以後隋唐以前
病證藥理朱肱傳之宋元以後明以前病證藥理李梴龔信

許浚傳之若以医家勤勞功業論之則當以張仲景朱肱許
浚爲首而李梴龔信次之○本草自神農黃帝以來數千年
世間流來經驗而神農時有本草殷時有湯液本草唐時有
孟詵食療本草陳藏器本草拾遺宋時有龐安常本草補遺
日華子本草元時有王好古湯液本草○少陰人病證藥理
張仲景庶幾乎昭詳發明而宋元明諸醫盡乎昭詳發明少
陽人病證藥理張仲景半乎昭詳發明而宋元明諸醫庶幾
乎昭詳發明太陰人病證藥理張仲景略得影子而宋元明
諸醫太半乎昭詳發明太陽人病證藥理朱震亨略得影子
而本艸略有藥理○余生於医藥經驗五六千載後因前人
之述偶得四象人臟腑性理著得一書名曰壽世保元原書
中張仲景所論太陽病少陽病陽明病太陰病少陰病厥陰病
陰以病證名目而論之也余所論太陽人少陽人太陰人少

陰人以人物名目而論之也二者不可混看又不可厭煩然後可以探其根株而採其枝葉也若夫脉法者執證之一端也其理在於浮沉遲數而不必究其奇妙之致也三陰三陽者辨證之同異也其理在於腹背表裡而不必求其經絡之變也○古人以六經陰陽論病故張仲景著傷寒論亦以六經陰陽該病證而以頭痛身疼發熱惡寒脉浮者謂之太陽病證以口苦咽乾目眩耳聾胸脇滿寒熱往來頭痛發熱脉弦細者謂之少陽病證以不惡寒反惡熱汗自出大便秘者謂之陽明病證以腹滿時痛口不燥心不煩而自利者謂之太陰病證以脉微細但欲寐口燥心煩而自利者謂之少陰病證以初無腹痛自利等證而傷寒六七日脉微緩手足厥冷舌卷囊縮者謂之厥陰病證六條病證中三陰病證皆少陰人病證也少陽病證即少陽人病證也太陽病證陽明病

證則少陽人少陰人太陰人病證均有之而少陰人病證居多也古昔以來医藥法方流行世間經歷累驗者仲景採摭而著述之蓋古之医師不知心之愛惡所欲喜怒哀樂偏着者爲病而但知脾胃水穀風寒暑濕觸犯者爲病故其論病論藥全局都自少陰人脾胃水穀中出來而少陽人胃熱證藥間或有焉至於太陰人太陽人病情則全昧也○岐伯曰傷寒一日巨陽受之故頭項痛腰脊強二日陽明受之陽明主肉其脈挾鼻絡於目故身熱目疼而鼻乾不得臥也三日少陽受之少陽主膽其脈循脇絡於耳故胸脇痛而耳聾三陽經絡皆受其病而未入於臟故可汗而已四日太陰受之太陰脈布胃中絡於嗌故腹滿而嗌乾五日少陰受之少陰脈貫腎絡於肺繫舌本故口燥舌乾而渴六日厥陰受之厥陰脈循陰器而絡於肝故煩滿而囊縮三陰三陽五臟六腑

24. 醫家秘訣

📖 서지 사항

1914년 김우선(金宇善)이 저술한 2권 2책의 간이방서(簡易方書)로, 그의 아들 김재용(金在溶)이 1928년에 간행하였으며, 현재 한독박물관에서 소장하고 있다.

내용은 상권에 부인문(婦人門), 태록(胎錄), 소아문(小兒門) 등 38개 문, 하권에 풍문(風門), 한문(寒門), 온역문(瘟疫門) 등 17개 문으로 나누어 병증을 서술하였다. 처방은 대부분 민간전승의 단방약 중심으로 되어 있다.

✍ 관련 연구

없음.

序文

人身小底天也，能知天者，是良醫，醫豈易言乎哉．天有五運六氣，人禀之而成腸腑，溫涼寒暑之劑，若不明運與氣，何以對投庸是，上下數千載，前聖後賢，繼開闡揚，其所著書，充棟汗牛，非不燦然，極備而奈之何，挽近讀其書，行其術者，不能直溯，眞源彷徨，下流轅越，而之薊者，殆過半矣．余亦從事於醫學，昏衢秉燭，念玆杠玆者，雅矣．今幸少荷金先生，先獲我心以若高明，自軒歧素問，至于百家之書，反復折衷，摘其要而探其奧，裒成二卷，輪行之運氣，虛實之榮衛，珍察之脈理，對投之方藥，一開卷，莫不瞭然，雖初學之士，循法而行之，則庶不迷於道矣．噫，以先生之才之德，得展蘊抱，則可以醫國，而乃反卷而懷之，三十星霜，苦心硏精，作此神訣，普施澤於世，范公所謂不得爲良相，願爲天下良醫者，其此乎．今先生之允杠溶甫，以遺稿鋟梓，而囑余以弁卷，顧以魯莽，不敢搦管，然慕先生之德，爲世之公益，摭其實蹟如右，而至若立言，以竢來人．

歲黃龍小春之下澣，東西醫學硏究會中央總部都會長，竹史李完珪序．

人禀二五精以生，而七情鬱中，六氣攻外，畢生不能無疾，此吾夫子之所愼也．況禀氣脆弱，而不能節食色者乎．是故聖人製醫藥，以療疾救札，則人不可以不知醫．日金君在溶，示其先君子進士公所著儒醫笑變術，曰此吾先子，暮年精力之攸萃也，先君子以簪纓子弟少也，不試渡錦湖而南，遂從事醫學，矻矻窮年，著成此書，盖范文正之志也．小子蒙騃，雖不克荷薪，而隨症覔方，用輒見効，方鋟梨以公於世，不負先君子壽民爲願，而若無子雲之，見知孰能徵信哉．竊惟吾子醫學，高明爲一國醫家之星斗隻眼，足以燭此書之蘊片，言足以破一國之疑，幸下筆以有弁文，不肖之願也．余感金君以肯搆之孝，壽民之仁，至心是役，不敢以非其人辭，遂按其書，神劑妙方，璀璨奪目，如入波斯, 而實古書之肯綮, 名醫之秘方, 則金公博洽之識, 精明之術, 不可誣也. 已條理井井如碁局, 雖素不知醫者, 開卷瞭然, 症藥可尋, 儘壽民衛生之指南也. 愚何敢贊一辭, 但以笑變名書, 乃撝謙自道之辭也. 故敢易書名曰醫家秘訣. 惟吾國人家, 儲是書, 精試其方, 則神効奇驗, 可立俟矣. 盖療疾救札, 非徒金公之志, 乃生民之福也. 於戲, 家和人康, 躋吾一國於仁壽之域, 安知不權輿於是書也歟.

戊辰秋七月旣望, 朝鮮漢藥組合長, 李碩謨序.

序文

儒變爲醫, 是可笑也, 雖然儒治道者, 醫治病者, 其治術, 近乎一也, 故曰醫者病工, 工病而痊, 使其家人, 變憂爲笑容, 是笑也, 豈不大歟. 此篇病工之準繩[1]也. 抄其對症之方, 刻爲救世之術, 是術, 軒岐之王道主治, 儒者移用, 能有活法, 其亦眞源之活水乎, 笑而名篇.

歲在甲寅[2]仲秋上澣, 少荷金宇善 書于泳藝堂.

跋[3]

范文正嘗禱叢祠曰, 使仲淹爲宰相, 以濟天下蒼生, 不者爲良醫, 以濟天下病者, 後果爲宰相, 此有宋蒼生之福也. 先君子以法家拂士, 從事儒業, 格物

1) 準繩: 法度, 規範, 基準 등을 의미함.

2) 歲在甲寅: 1914년에 해당함.

3) 원문에는 현토(懸吐)가 되어 있으나,여기에서는 원문만 수록하였다. 아래 「포(胞)」에서도 마찬가지로 원문만 수록하였다.

竆理, 有以得醫國之術, 纔登痒, 時事孔艱, 雖程先生壽民之丹, 未易奏效也. 遂掛冠泮宮之門, 渡洌水而南, 索居杞城, 拾香種藥, 取黃歧華扁諸書, 讀之曰吾雖不才, 早有希文之志, 今焉已矣. 吾從此學醫, 再人命足矣, 雖然儒變爲醫, 亦可笑也. 因蒐秘錄神方之肯綮, 編成二冊, 試諸家庭隣里, 以及州懸, 動輒見效, 人稱神妙而天不假年, 未能盡救天下之疲癃殘疾, 鳴乎痛哉, 范文正幸而得位, 以濟當世蒼生, 而先君子不幸而不得位, 未能試醫國壽民之術, 然此書亦足以再造人命, 斯乃百世病者之福也歟.

著壅執徐仲春, 不肖孤在溶掩, 泣謹識.

胞[4]

[胞婦傷寒], 頭痛身熱無汗脉緊, 太陽經症, [表實六合湯]四物材熟苄 白芍 當歸 川芎各等分 各一兩加麻黃 細辛各五錢 鹿未[5] 每取五錢煎服.

[表虛自汗], 身熱惡寒, 頭痛項強, 脉浮而弱, 四物四兩 加桂枝 地骨皮各七錢, 名曰表虛六合湯, 服法同上.

[下後過經不愈], 以濕毒發斑如綿紋, 四物材各四兩, 加升麻 連翹各七錢, 名曰[升麻六合湯], 服法上同.

[同症 便秘尿赤], 氣滿脉浮數, 太陽陽明合病, 宜急下, 四物四兩, 加大黃五錢 桃仁夫炒十枚, 名曰[大黃六合湯], 二材雖曰姙娠所忌, 用於傷寒者, 則藥能攻病而不損胎故也.

[同症 胸腹滿痛], 而脉弦, 小陽經病, 四物加柴胡 黃芩各七錢, 名曰

4) 卷之一 婦人門에 나옴.

5) 鹿未: 문맥상 '麤末'이라 해야 마땅함.

[柴胡六合湯].

[同症 汗下後咳嗽]不止, 四物加人蔘 五味子各五錢, 則名曰[人蔘六合湯].

[傷寒後虛痞]脹滿, 陽明本虛, 四物加厚朴 枳實夫炒各五錢, 名曰[朴實六合湯].

[汗下後不得眠], 四物加梔子 黃芩各五錢, 名曰[梔子六合湯].

[同症 小便不利], 太陽本症, 四物加茯苓 澤瀉各五錢, 名曰[茯苓六合湯].

[同症 中風濕氣], 肢節煩痛, 身熱脉浮, 則四物加防風 蒼朮各七錢, 名曰[風濕六合湯].

[同症 大渴煩燥], 脉長而大, 四物加石膏 知母各五錢, 名曰[石膏六合湯].

[汗後血漏不止], 損動胎氣, 四物加阿膠 艾葉各五錢, 名曰[膠艾四物湯].

[同症 四肢拘急], 身涼微寒, 腹中疼痛, 而脉沈遲, 小陰病四物加附子 肉桂各五錢, 名曰[附子六合湯]. 二材辛熱, 動胎之藥, 間有不得已而用者.

[傷寒蓄血症], 四物加生芐 大黃各五錢, 名曰[四物大黃湯]. 此皆婦人病通用之藥, 四物加梔連, 則[爲熱六合], 加薑附, 則[爲寒六合], 加陳皮, 則[爲氣六合], 加羌活, 則[爲風六合湯].

[經色紫黑者], 風也, 四物加防風 白芷 荊芥, 重數臨時加減用之.

[黑者], 熱甚也, 成塊紫黑, 則加黃連 黃芩 香附子 可也, 淡白者, 虛也, [芎歸湯]川芎 當歸各五錢, 加人蔘 白芍 黃芪 香附子, 可也.

醫家秘訣序

人身小底天也能知天者是良醫豈易言乎哉天有五運六氣人稟之而成腸腑溫涼寒暑之劑若不明運與氣何以對投庸是上下數千載前聖後賢繼開闡揚其所著書充棟汗牛非不燦然極備而奈之何挽近讀其書行其術者不能直溯眞源彷徨下流轅越而之薊者殆過半矣余亦從事於醫學氐衛秉燭念茲在茲著雅矣今幸少荷金先生先獲我心以若高明自軒岐素問至于百家之書反復折衷摘其要而撥其奧裒成二卷輪行之運氣虛實之榮衛珍察之脈理對投之方藥一開卷莫不瞭然雖初

學之士循法而行之則庶不迷於道矣噫以先生之才之德得展蘊抱則可以醫國而乃反卷而懷之三十星霜苦心研精作此神訣普施澤於世范公所謂不得爲良相願爲天下良醫者其此乎今先生之允在溶南以遺稿鋟梓而囑余以弁卷顧以魯莽不敢辭管然慕先生之德爲世之公益擴其實蹟如右而至若立言以竢來人歲黃龍小春之下澣東西醫學研究會中央總部都會長竹史李完珪序

人禀二五精以生而七情鬱中六氣攻外畢生不能無疾此吾夫子之所愼也況禀氣脆弱而不能節食色者乎是故聖人製醫藥以療疾救札則人不可以不知醫日金君在溶示其先君子進士公所著儒醫笑變術曰此吾先子暮年精力之攸萃也先君子以簪纓子弟少也不試渡錦湖而南遂從事醫學矻矻窮年著成此書盖范文正之志也小子蒙騃雖不克荷新而隨症覔方用輒見効方鋟梨以公於世不負先君子壽民之願而若無子雲之見知孰能徵信哉竊惟吾子醫學高明爲一國醫家之星斗隻眼足以燭此書之藴片言足以破一國之疑幸下筆以有弁

文不肖之願也余感金君以肯搆之孝壽民之仁至心是役不敢以非其人辭遂按其書神劑妙方璀璨奪目如入波斯而實古書之肯綮名醫之秘方則金公博洽之識精明之術不可誣也已條理井井如碁局雖素不知醫者開卷瞭然症藥可尋儘壽民衛生之指南也愚何敢贊一辭但以笑變名書乃撝謙自道之辭也故敢易書名曰醫家秘訣惟吾國人家儲是書精試其方則神効奇驗可立俟矣蓋療疾救札非徒金公之志乃生民之福也於戲家和人康躋吾一國於仁壽之域安知不權輿於是書也歟戊辰秋七月既望朝鮮漢藥組合長李碩謨序

醫家秘訣序

儒變爲醫ᄒᆞ니 是可笑也로다 雖然이나 儒ᄂᆞᆫ 治道者오 醫ᄂᆞᆫ 治病者ㅣ니 其治術이 近乎一也ㅣ라 故로 曰醫者ᄂᆞᆫ 病工이라ᄒᆞ니 工病而痊ᄒᆞ야 使其家人으로 變憂爲笑容ᄒᆞ니 是笑也ㅣ라 豈不大歟아 此篇은 病工之準繩也ㅣ라 抄其對症之方ᄒᆞ야 刻爲救世之術ᄒᆞ노니 是術은 軒岐之王道主治라 儒者ㅣ 移用ᄒᆞ야 能有活法이면 其亦眞源之活水乎ㄴ저 止笑而名篇ᄒᆞ노라 歲在甲寅仲秋上澣 少荷金宇善書于泳藝堂

醫家秘訣序 二

跋

范文正이嘗禱叢祠曰使仲淹으로爲宰相ᄒᆞ야以濟天下蒼生이어나不者면爲良醫ᄒᆞ야以濟天下病者라ᄒᆞ더니後果爲宰相ᄒᆞ니此난有宋蒼生之福也라先君子以法家拂士로從事儒業ᄒᆞ야格物窮理ᄒᆞ야有以得醫國之術이러니纔登庠에時尊孔顏ᄒᆞ니雖程先生壽民之丹이라도未易奏效也라遂掛冠泮宮之門ᄒᆞ고渡洌水而南ᄒᆞ야寓居杞城ᄒᆞ야拾香種藥ᄒᆞ고取黃岐華扁諸書ᄒᆞ야讀之曰吾雖不才나早有希文之志ᄒᆞ더니今焉已矣라吾從此學醫ᄒᆞ야壽人命이足矣라雖然儒變爲醫ᄒᆞ니亦可笑也ㅣ로다因蒐秘錄神方之肯綮ᄒᆞ야編成

醫家秘訣 卷下 跋 二

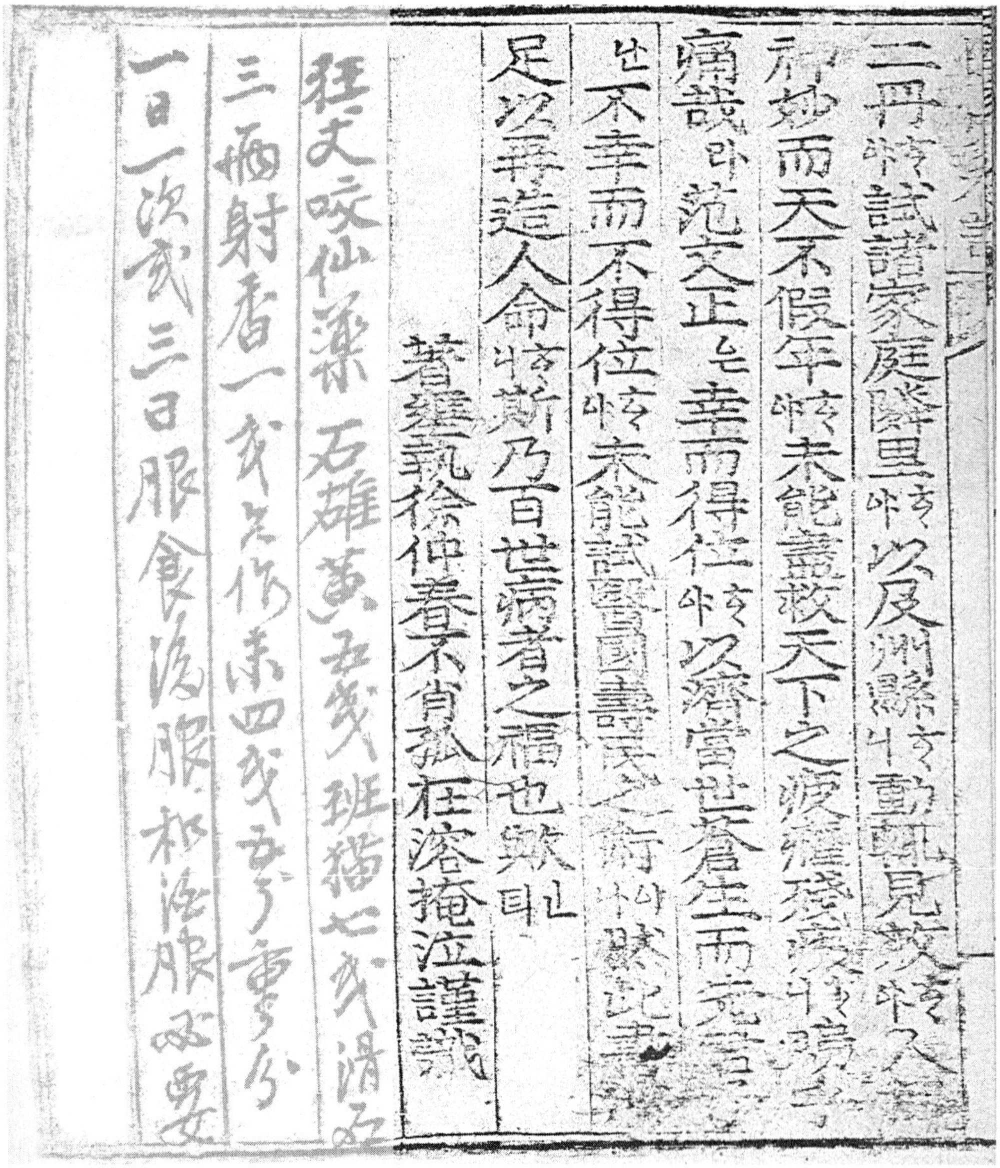

二冊ᄒᆞ야 試諸家庭閭里ᄒᆞ야 以及州縣ᄒᆞ니 動輒見效ᄒᆞ야 人稱妙而天不假年ᄒᆞ야 未能盡救天下之疲癃殘疾ᄒᆞ니 嗚呼痛哉라 范文正은 幸而得位ᄒᆞ야 以濟當世蒼生而先君은 不幸而不得位ᄒᆞ야 未能試醫國壽民之術ᄒᆞ나 然此書足以壽造人命ᄒᆞ니 斯乃百世病者之福也歟ᆫ뎌

著雍執徐仲春不肖孤在溶掩泣謹識

狂犬咬仙藥 石雄黃 五錢 斑猫 七錢 滑石
三稜射香 一錢 先作末 四錢 五分 重分
一日一次式 三日服 食後服 飯後服 必要

醫家秘訣卷之上

婦人門

胞

胞婦傷寒에 頭痛身熱無汗脉緊은 太陽經症이니 表實六合湯 四物材 熟苄白芍當歸川芎各等分 各一兩加 麻黃細辛各五錢麁末每取五錢煎服

表虛自汗身熱惡寒에 頭痛項強脉浮而弱은 四物四兩에 加桂枝地骨皮各七錢名曰 表虛六合湯 服法同上

下後過經不愈ᄒᆞ고 以濕毒發斑如綿紋에 四物材各四兩에 加升麻連翹各七錢名曰 升麻六合湯 服法上同

同症에 便秘尿赤ᄒᆞ고 氣滿脉浮數은 太陽陽明合病이니 宜急下라 四物四兩에 加大黃五錢桃仁去炒十枚 名曰大黃六合湯이라 二材가 雖曰姙娠所忌나 用於傷寒者則藥能攻病而不損胎故也

同症이요 胷腹滿痛而脉弦이면 小陽經病이니 四物에 加柴胡黃芩各七錢 名曰柴胡六合湯

同症이요 汗下後咳嗽不止어든 四物加人參五味子各五錢 則名曰人參六合湯

傷寒後虛痞脹滿은 陽明本虛니 四物加厚朴枳實去炒各五錢 名曰朴實六合湯

汗下後不得眠은四物加梔子黃芩各五錢名曰梔芩六合湯

同症의小便不利면太陽本症니四物加茯苓澤瀉各五錢名曰茯苓六合湯

同症의中風濕氣로肢節煩痛身熱脉浮則四物加防風蒼朮各七錢名曰風濕六合湯

同症의大渴煩燥ᄒᆞ고脉長而大ᄉᆞ든四物加石膏知母各五錢名曰石膏六合湯

汗後血漏不止ᄒᆞ야損動胎氣든이四物加阿膠艾葉各五錢名曰膠艾四物湯

同症싀四肢拘急ᄒᆞ고身涼微寒ᄒᆞ고腹中疼痛而脈沈遲ᄒᆞ며
小陰病四物加附子肉桂各五錢名曰附子六合湯三
材辛熱動胎之藥ㅣ나間有不得已而用者ᄒᆞ니라
傷寒蓄血症에四物加生芐大黃各五錢名曰四物大黃
湯이니此皆婦人病通用之藥이니四物加梔連則爲熱六
合이오加薑附則爲寒六合이오加陳皮則爲氣六合이오加
羌活則爲風六合湯
經色紫黑者ᄂᆞᆫ風也니四物加防風白芷荊芥重數臨時加減用之
黑者ᄂᆞᆫ熱甚也니成塊紫黑則加黃連黃芩香附子可也
淡白者ᄂᆞᆫ虛也니芎歸湯川芎當歸各五錢加人蔘白芍黃芪香附子可也

25. 肺治論

📖 서지 사항

1947년 벽양 정연무(碧陽 鄭然懋)가 지은 폐 질환 전문의서이다. 저작 연대를 추정할 수 있는 부분은 서적 처음에 수록된 만포 심상돈(晩圃 沈相敦)의 序文과 저자의 폐치론인(肺治論引) 두 문장이 있다. 肺治論引을 쓴 때는 1947년(檀紀四千二百八十年丁亥)인데 심상돈(沈相敦)의 序文은 1949년(己丑)에 쓴 것으로 보아 1949년에 출판된 것으로 추측된다. 所藏圖書의 刊行年代는 檀紀四年三百年十月(1967)로 되어 있다.

✍ 관련 연구

없음.

序[1]

醫者理也，得於天者，合於人，人之一身，衆理之所具，而肺爲諸氣之主也. 春秋逆順，皆於是而聽焉，則其司命也，顧不重且要矣乎. 風氣習常之所趍，起居飮食之所養，必愼之於未然，調之於已然，要欲無札瘥，而況傳尸瘵症，今所謂肺結核之難治者乎，十罹而九顚焉，其所以療法，則先醫氏往往發其端，而未有以示其方，然世之診此者，習其書，準其說，姑且試之而槪無所效，豈傳於古者，法有所未備，而理有所未究也歟. 友人碧陽鄭翁，志厚質直，又有獨摯之性，三十年折肱[2]於斯道者也，至於肺證用藥處方，尤得其宜，累施累驗，賴活甚衆，苟非洞其原委[3]者，豈能收其效若此哉. 於是參互各家，折衷衆說，訂爲一書，曰肺治論，其爲說也，極其精而救乎偏敗，發其蘊而濟乎枉夭，足以補壽世之缺典也. 不欲自私巾衍[4]，將鋟公一世，以廣其全活之功，亦仁人之事也. 今於是役，請余一言，余不知醫也，安[5]能爲翁言乎. 雖然余嘗病今之論醫者，皆知機智巧慧之可以合於人，而不知其離於天也，力機智者，必喪其天，狃巧慧者，必畔[6]其理，今而後，益信其質直獨摯之性，深得天人之奧，不畔是理而所以善於醫也.

己丑[7] 三月 日 晩圃沈相敦

---

1) 원본에는 전체적으로 현토(懸吐)가 되어 있는데, 여기에서는 원문만 수록하였다.
2) 折肱: 『左傳』 定公十三年條에 나오는 내용으로 "三折肱爲良醫"라는 문장에서 나온 말임. 折肱은 '뼈를 깎는 고통'을 의미함.
3) 原委: 일의 本末, 사물의 本末을 뜻함.
4) 巾衍: '巾'字는 '布'字의 誤字인 듯하다. '布衍'이라 해야 문맥에 맞추어 '남기다, 퍼뜨리다'는 뜻이 된다.
5) 安: 何也.
6) 畔: 倍也. 叛也.
7) 己丑: 1949年에 해당함.

古今之稟受不同

凡人有像之始，稟陰陽五行之氣於天地而生，故隨其陰陽之盛衰，六氣之正淫，而有氣質之厚薄，受血肉筋骨於父母而孕，故因其精血之盈虧，而有身身本之强弱，上古之人，飮食有節，起居有常，不妄作勞，故能形與神俱，而保其天眞，男女之交會，不犯天時之乖異，無失人事之調養，受材力之全而胚胎，故根元深固，陰陽時和，大朴未散，元氣渾龐，凡有情無情，悉由於氣厚而生之也，是故躋壽[8]者衆，及其開闢旣久，世風漸下，身疲於繁務，心勞於利慾，以七情而耗其神，以六鬱而傷其形，風雨雷霆，日月薄蝕，醉飽勞役，無所忌避而縱慾入房，或服春藥[9]，或勉强充情，戕害生理，故根元脆弱，時有亢制之變易，水旱有比年[10]之災，六氣有不時之愆，凡有知無知，悉由於氣薄而生之也，是故夭札者衆，此所以古今稟受攝生之不同者也．欲圖斯民之保健，與其救之於後天，莫若[11]扶植先天之爲勝，維兒在母胞之時，培補其根蒂[12]以固之，則其調元贊化之功，莫大乎此，譬如植物種子之未完熟者，種之於良田[13]，施之以肥料，耘之以其時，可獲完全之結果也．然而其於補胎之劑，古之成方，有不宜於今人薄弱之身本， 豈可泥於古而不爲變通乎， 其不識開物成務， 知來藏往[14]之道者，不可與之語此也．

---

8) 躋壽: 오래 사는 경지에 오르다, 즉 오래 살았다는 뜻.

9) 春藥: 回春을 바라는 方藥을 말함.

10) 比年: 매년, 해마다.

11) 與其 ~ 莫若 ~: '~하는 것 보다는 ~하는 것만 같지 않다'는 뜻. 비슷한 문장 구조로 '與其 ~ 寧 ~ '의 형식으로 쓰기도 함.

12) 根蔕: 뿌리와 꼭지. 전하여 사물의 중요한 부분을 뜻하여 근원, 바탕이라는 뜻임.

13) 良田: 토질이 비옥한 땅을 말함.

14) 開物成務, 知來藏往:『周易 · 繫辭上』 十一章에 나오는 문장임.

宇宙人身之元氣同原

白樂天曰, 王喬赤松, 服陰陽之氣, 食天地之精, 呼而出故, 吸而入新, 方揚曰, 凡亡於內者, 未有不取足於外者也, 故善養物者守根, 善養生者守息, 類經云[15], 夫生化之道, 以氣爲本, 天地萬物, 莫不由之, 故氣在天地之外, 則包羅天地, 氣在天地之內, 則運行天地, 日月星辰, 得以明, 雷雨風雲, 得以施, 四時萬物, 得以生長收藏, 何莫[16]而非氣之所爲, 人之有生, 全賴此氣, 此皆言元氣, 當從呼吸而養之也. 故予以謂宇宙之元氣, 養人身元氣之本源者也, 人身之元氣, 自宇宙元氣而分派者也, 肺司納氣, 宇宙元氣, 陸續輸入於身身本之內, 而充之於各部機關, 一切循環代謝之作用, 由之以活潑, 身形賴之以健强焉, 肺之臟器, 或失健全之候, 輸氣之任, 不能盡職, 則各部機關, 不得受氣之定量, 而遂垂疲困, 其轄役, 漸隨以懈弛, 身形之天然的健强不振, 服蔘芪之屬, 以爲補氣云者, 此非造成元氣之謂也, 不過修補臟器之機能, 而使之回復其運轉之力, 輸氣之作興, 如前敏活則各部機關, 隨以運動, 身形亦復健强, 此所以宇宙人身之氣, 同原而相通之理也. 盖此元氣, 浩蕩焉塞於宇宙之間, 流通焉藏於細胞之中, 故人住於元氣之中, 氣留於人身之內, 相與同化而混一無間, 宇宙之氣, 卽人身之氣也, 人身之眞, 卽宇宙之眞也, 所謂宇宙之元氣者, 卽靈氣也, 誠神通自在, 而交感之妙, 化生之機, 貫一理而無窮, 具萬能而常變, 故因虛以化氣, 因氣以造形, 則吾身於未有之初, 便可因之以肇基於是, 而爲先天一氣之祖也, 吾身有生之後, 是爲有像之始, 因形以偶氣, 因氣以化神, 而爲後天體像之祖也, 此所謂一氣者太極也. 太極本無極, 無極卽太極, 象數未形, 理已具焉, 萬物所生之化原也, 故類經曰[17], 五行不到處, 父母未生前, 又曰杳杳冥冥[18], 其中有精, 其精甚眞, 其中有信, 是爲造物之初也, 醫而明

---

15) 「攝生類」 "呼吸精氣, 獨立守神, 肌肉若一"에 대한 注에 나옴.

16) 莫: 疑問助詞로 쓰여 '무엇'이라는 뜻임.

17) 여기에 인용된 문장은 『類經』에서 찾아볼 수 없었음.

此, 庶有得於補肺以調元之法矣.

肺病原因論

凡爲將者, 知彼知己, 百戰百勝[19], 若欲知彼, 先探敵情, 爲醫者, 知病知藥, 百治百效, 若欲知病, 先察原因, 不明原因而混試群劑, 以望僥倖, 是與乘艦於太平洋上, 期登彼岸, 然無羅針而未諳方向, 之東之西, 遷延日月於怒波吼濤[20]之中者, 何異, 危哉危哉, 病之明原因, 如艦之有羅針, 若摘之不的, 惟性命之所係也, 豈不三省而再思哉, 張景岳虛損論曰[21], 凡似損非損之證, 惟外感寒邪者乃有之, 盖以外邪初感, 不爲解散而誤作內傷, 或用淸凉, 或用消導, 以致寒邪鬱伏, 久留不散而爲寒熱往來, 或爲潮熱咳嗽, 其證則全似勞損, 若用治損之法, 以治此證則滋陰等劑, 愈以留邪, 熱蒸旣久, 非損成損矣, 此誠景岳發微言也, 然餘有未盡處, 故更述淺見而補之, 盖外邪微感, 不熱涕淸而間有咳嗽, 則病者不深介意, 不以和解之劑, 解散邪氣而因循度[22]日, 或有久

---

18) 杳杳冥冥: 어두워서 아득하게 멀리 보이는 모습을 말함.

19) 흔히 이 문장의 출전을 『孫子兵法』으로 알고 있는데, 『孫子兵法』에는 '知彼知己, 百戰不殆'로 되어 있음.

20) 怒波吼濤: 성난 파도와 아우성치는 큰 물결을 말함.

21) 虛損論: 『景岳全書』 卷之十六 「雜證謨」 「辨似損非損」에 나옴. 全文을 옮기면 다음과 같다. "凡似損非損之證, 惟外感寒邪者乃有之. 蓋以外邪初感, 不爲解散而誤作內傷, 或用淸凉, 或用消導, 以致寒邪鬱伏, 久留不散, 而爲寒熱往來, 或爲潮熱欬嗽, 其證則全似勞損. 若用治損之法以治此證, 則滋陰等劑愈以留邪, 熱蒸旣久, 非損成損矣, 余嘗治愈數人, 皆其證也. 欲辨此者, 但當詳察表裏, 而審其致病之由. 蓋虛損之證, 必有所因, 而外感之邪, 其來則驟. 若或身有疼痛, 而微汗則熱退, 無汗則復熱, 或見大聲欬嗽, 脈雖弦緊而不甚數, 或兼和緩等證, 則雖病至一兩月, 而邪有不解, 病終不退者, 本非勞損, 毋誤治也. 若寒熱往來不止者, 宜一二三四五柴胡飮酌宜用之, 或正柴胡飮亦可. 若兼欬嗽者, 柴陳煎, 若脾腎氣虛而兼欬嗽者, 金水六君煎, 或邪有未解而兼寒熱者, 仍加柴胡."

而消散不成病者, 或有寒邪留肺, 而鬱久生熱, 伏久爲結, 遂爲痿虛[23], 或爲浸潤, 或爲結核, 醫不知因, 專事補陰降火, 則愈補愈結, 以致難救, 良可哀哉, 入門曰, 病皆起於傷寒[24], 誠哉, 是言也.

22) 度: 渡也.

23) 痿虛: 肺痿證과 虛損證을 말함.

24) 『醫學入門』 外集 卷一 傷寒門 仲景張先生傷寒纂要에 나옴.

肺治論序

醫者는理也라得於天者는合於人이니人之一身은衆理之所具而肺爲諸氣之主也라春秋順逆을皆於是而聽焉則其司命也ㅣ顧不重且要矣乎아風氣習常之所趍와起居飮食之所養에必愼之於未然하며調之於已然하야要欲無札瘥온而況傳尸瘵疰今所謂肺結核之難治者乎아十羅而九顚焉하니其所以療法則先醫氏ㅣ徃徃發其端而未有以示其方이나然이나世之診此者ㅣ習其書準其說하야姑且試之而槪無所效하니豈傳於古者ㅣ法有所未備而理有所未究也歟아友人碧陽鄭翁은志厚質直하고又有獨摯之性하야三十年折肱於斯道者也라至於肺證에用藥處方이尤得其宜하야累施累驗에賴活이甚衆하니苟非洞其原委者면豈能收其效若此哉리오於是에叅互各家하고折衷衆說

하야 訂爲一書하니 曰肺治論이니 其爲說也ㅣ極其精而救乎偏敗하고 發其蘊而濟乎枉天하니 足以補壽世之缺典也라 不欲自私巾衍하고 將鋟公二世하야 以廣其全活之功하니 亦仁人之事也라 今於是役에 請余一言이어날 余는 不知醫也라 安能爲翁言乎아 雖然이나 余ㅣ嘗病今之論醫者ㅣ皆知機智巧慧之可以合於人而不知其離於天也라 力機智者는 必喪其天하고 狃巧慧者는 必畔其理하나니 今而後에 益信其質直獨摯之性이 深得天人之奧하고 不畔是理而所以善於醫也로라

己丑 三月 日 晚圃 沈相敦

中一心圖

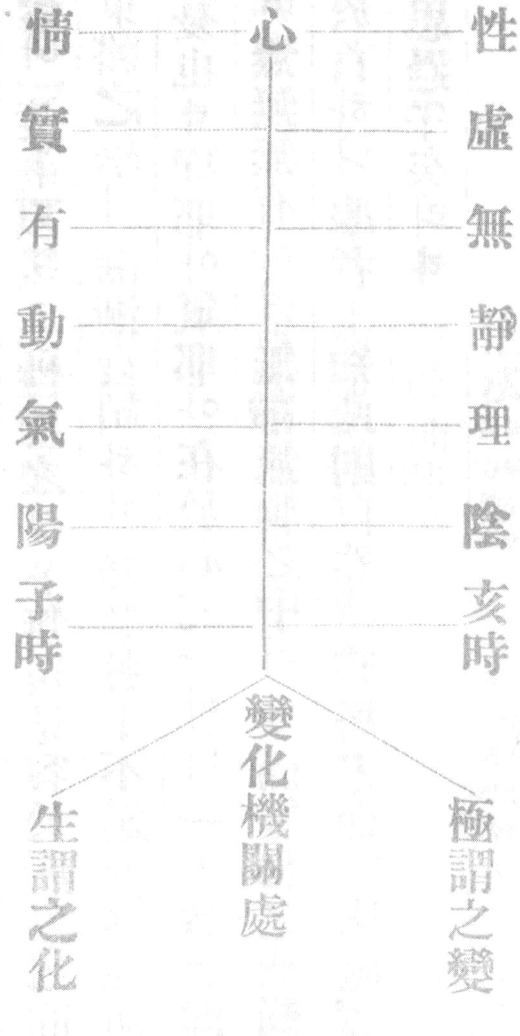

古今之禀受不同

凡人이 有像之治에 禀陰陽五行之氣於天地而生故로 隨其陰陽之盛衰와 六氣之正淫而有氣質之厚薄하고 受血肉筋骨於父母

而孕故로 因其精血之盈虧而有身躰之强弱하니 上古之人은飮食이 有節하며起居ㅣ有常하며 不妄作勞故로能形與神俱而保其天眞하고 男女之交會에不犯天時之乖異하며 無失人事之調養하야受材力之全而胚胎故로根元이深固하고陰陽이時和하야大朴이未散하고元氣ㅣ渾龎하니 凡有情無情이 悉由於氣厚而生之也라是故로躋壽者衆터니及其開闢 이旣久에世風이漸下하야身疲於繁務하고 心勞於利慾하야 以七情而耗其神하며以六欝而傷其形하고風雨雷霆과日月薄蝕과醉飽勞役을無所忌避而縱慾入房하며或服春藥하며 或勉强充情하야 戕害生理故로根元이脆弱하고時有亢制之變易하야 水旱은有比年之災하고六氣는有不時之愆하니 凡有知無知ㅣ悉由於氣薄而生之也라是故로 夭札者衆하니 此所以古今稟受攝生之不同者也라

欲圖斯民之保健인대 與其救之於後天이론 莫若扶植先天之爲勝이니 維兒在母胞之時에 培補其根蔕以固之則其調元贊化之功이 莫大乎此니 譬如植物種子之未完熟者라도 種之於良田하고 施之以肥料하고 耘之以其時면 可獲完全之結果也라 然而其於補胎之劑에 古之成方이 有不宜於今人薄弱之躰하니 豈可泥於古而不爲變通乎아 其不識開物成務하며 知來藏往之道者는 不可與之語此也니라

肺胃氣味論

客이 有問於予曰吾觀數子之書하니 維肺位於臟腑之最高部하야 藥石之氣味ㅣ入胃而下行하고 不能上達於肺部故로 肺之有病에 最爲難治也라 하니 其現實이 即如故로 吾信其肺之不可治也어날 聞子作肺治論이라하니 藥其有上行之道乎며 肺其有可

而霞擧飛昇之工도在於調息而已矣라 其機於調息之嬌臟을若欲以味而補之인대 而妙境이 正在於淸虛之際而不在於重濁之中하니學者ㅣ知此眞理則肺治之法이易如指掌矣리라 客이肅然正坐曰悉乎哉라言也여使子로茅塞이稍開하야 而今에始覺宇宙之元氣ㅣ以爲萬物之根源이오 一身之元氣ㅣ以爲百骸之根源也라 此氣味論一篇이 足可爲天下人治肺之要訣也니可不理會而推究哉아

宇宙人身之元氣同原

白樂天이曰王喬赤松은 服陰陽之氣하고 食天地之精하니呼而出故하고吸而入新이라하고 方揚이曰凡亡於內者는 未有不取足於外者也니故로 善養物者는守根하고 善養生者는守息이라하고類經에云夫生化之道는 以氣爲本하니 天地萬物이莫不由

之라 故로 氣在天地之外則包羅天地하고 氣在天地之內則運行天地하야 日月星辰이得以明하고 雷雨風雲이 得以施하고四時萬物이得以生長收藏하나니 何莫而非氣之所爲리오 人之有生이全賴此氣라하니 此는皆言元氣ㅣ當從呼吸而養之也라 故로予以謂宇宙之元氣는 養人身元氣之本源者也오 人身之元氣는自宇宙元氣而分派者也라 肺司納氣하야 宇宙元氣를陸續輸入於身躰之內而充之於各部機關하야 一切循環代謝之作用이由之以活潑하고 身形이賴之以健强爲하나니 肺之臟器ㅣ或失健全之候하야 輸氣之任이 不能盡職則各部機關이不得受氣之定量而遂垂疲困하야 其轄役이漸隨以懈弛하고 身形之天然的健强이不振하면服蔘芪之屬하야 以爲補氣云者는此非造成元氣之謂也오 不過修補臟器之機能而使之回復其運轉之力하야 輸

氣之作興이 如前敏活則各部機關이隨以運動하고 身形이亦復健强하니 此所以宇宙人身之氣ㅣ同原而相通之理也라 盖此元氣ㅣ浩蕩焉塞於宇宙之間하고 流通焉藏於細胞之中故로 人住於元氣之中하고 氣留於人身之內하야 相與同化而混一無間하니宇宙之氣는 即人身之氣也오人身之眞은 即宇宙之眞也라所謂宇宙之之氣者는即靈氣也니 誠神通自在하야 而交感之妙와化生之機ㅣ貫一理而無窮하고 具萬能而常變故로 因虛以化氣하며因氣以造形하니 則吾身이於未有之初에 便可因之以肇基於是니而爲先天一氣之祖也오 吾身이有生之後는是爲有像之始니因形以偶氣하며 因氣以化神하니 而爲後天躰像之祖也라此所謂一氣者는太極也니太極이 本無極이오 無極이即太極이라象數未形이나 理己具焉하니 萬物所生之化原也라 故로類經

에曰五行不到處오父母未生前이라하고 又曰杳杳冥冥하니其中에有精하고 其精이甚眞하며 其中에有信이라하니是爲造物之初也니醫而明此면 庶有得於補肺以調元之法矣리라

肺病原因論

凡爲將者ㅣ知彼知己하면百戰百勝하나니 若欲知彼ㄴ대先探敵情하고爲醫者ㅣ知病知藥하면百治百效하나니若欲知病인대先察原因이니不明原因而混試群劑하야以望僥倖하면是는與乘艦於太平洋上하고 期登彼岸이나 然이나無羅針而未諳方向하고之東之西러가遷延日月於怒波吼濤之中者로何異리오危哉危哉ㄴ저病之明原因이如艦之有羅針하니 若摘之不的이면惟性命之所係也라 豈不三省而再思哉아張景岳虛損論에曰凡似損非損之證은惟外感寒邪者ㅣ乃有之하니 蓋以外邪初感에

不爲解散而誤作內傷하야 或用淸凉하며 或用消導하야 以致寒
邪鬱伏하야 久留不散而爲寒熱往來하고 或爲潮熱咳嗽하니 其
證則全似勞損이나 若用治損之法하야 以治此證則滋陰等劑ㅣ
愈以留邪하야 熱蒸旣久면 非損成損矣라하니 此誠景岳發微로
言也라 然이나 餘有未盡處故로 更述淺見而補之하노니 蓋外邪
微感하야 不熱涕淸而間有咳嗽則病者ㅣ 不深介意하고 不以和
解之劑로 解散邪氣而因循度日하면 或有久而消散不成病者하
며 或有寒邪留肺而鬱久生熱하고 伏久爲結하야 遂爲痿虛하고
或爲浸潤하고 或爲結核하나니 醫不知因하고 專事補陰降火則
愈補愈結하야 以致難救하나니 良可哀哉ㄴ저 入門에 曰病皆起
於傷寒이라하니 誠哉라 是言也여

저자소개

엄동명(嚴東明)

학력

경희대학교 한의과대학 졸업
경희대학교 한의학석사, 한의학박사 취득

경력

세명대학교 한의과대학 교수 역임
한국한의학연구원 책임연구원 역임
현 원광대학교 한의과대학 교수
현 대한한의학원전학회 부회장 겸 편집위원장
현 대한한의의료정보학회 회장

저서

類編黃帝內經(공저. 주민출판사. 2009)
難經(공저. 법인문화사. 2010)
懸吐校勘 朝本黃帝內經素問(공저. 집문당. 2013)
新編醫學漢文(공저. 주민출판사. 2014)
국역 의림촬요 3(세종대왕기념사업회. 2014)